U0071624

後青春 Restart

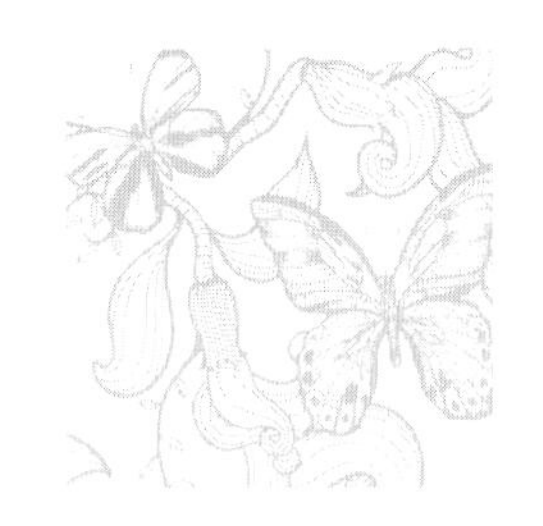

後青春，更超越青春。
從心理、健康、照護，到尊嚴的告別，
我們重新啟動一個美好的人生後半場。

最好的告·別

善終，讓彼此只有愛，沒有遺憾

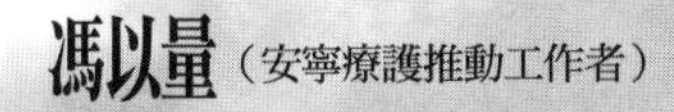

讓離去的病人得到善終，
讓喪親的家屬得到善生，
讓彼此的關係得到善別。

謹獻給所有我曾經陪伴過的末期病人。

【推薦序】

讓此生一切，都美好終了

◎蘇絢慧（諮商心理師／心靈療癒叢書作家）

華人社會，自古以來，非常重視福氣，「五福臨門」是古人對於幸福美滿人生的定義。「五福臨門」這個名詞，原出於《書經．洪範》，所指的五福是：第一福「長壽」，第二福「富貴」，第三福「康寧」，第四福「好德」，第五福「善終」。（《書經．洪範》上所記載的五福是：一曰壽、二曰富、三曰康寧、四曰修好德、五曰考的終命。）

「長壽」是命不夭折而且福壽綿長。「富貴」是錢財富足而且地位尊貴。「康寧」是身體健康而且心靈安寧。「好德」是生性仁善而且寬厚寧靜。「善終」是能預先知道自己的死期。臨命終時，沒有遭到橫禍，身體沒有病痛，心裡沒有罣礙和煩惱，安詳而且自在地離開人間。

但是，活在現代的我們，生活處境已大不同古代，社會制度、社會風氣、生活壓力、資訊爆炸、科技發展，讓我們的生活離不開人際問題、生存安全問題、競爭發展問題。所謂的五福，對現代人來說，不僅感到無力感、不確定感，還有深深的挫折感。

然而，子曰：「未知生，焉之死？」我們對生的道理，都難以清楚明白，又如何能觸及死後的事呢？

這也是許多人，一輩子中可能都未能好好思索死亡的原因，未能好好的知曉生命如何走向善終的方向。

我和本書的作者以量，都曾經是恐懼接觸死亡的人，死亡如強光，照射出我們身上巨大的陰影，在我們生命留下了黑暗、孤單，及無盡的悲傷。在青少年的時期，對許多「生」的道理還懵懂無知、手足無措時，「死」已找上我們，臨到我們的生命。我和以量，在青少年時，都不得不的面對了父親的患病及死亡，從此，我們的生命無從避開死亡所留下的巨大黑暗及驚慌恐懼。而後，其他親人的陸續逝世，更加重對生命的無助、無望。

我和以量都有親身和死亡及悲傷糾纏的經驗，他身為男性，我身為女性，在我們個別獨特的悲傷歷程中，我仍感受到連結及共鳴。我看見生命的安排及帶領，讓我們都從自身的傷痛，領悟到這份傷痛，來自太多的無知、太多的恐懼、太多的來不及。還有，太多難以表達的情感，包括：愛、謝謝、原諒，及抱歉。

然後，我們各自有了生命給予的機會，走到更多人的生命中，參與了許多人的死亡時刻，也參與了許多人的悲傷歷程，然後，更加的明白了，這份生命臨終的苦痛及遺憾，是可以避免的，或是可以修補的，只要我們真的學會善生、善待、善別。活著時，真實的活，用心的活。在關係中，好好的相處，友善關愛的互待。在分離時，好好的告別，及感謝彼此的相伴。

而我認為，當我們心中懷有要好好將此生的過程走到圓滿無憾的終點處時，我們活著的時刻，便會時時提醒著自己，避免製造傷害、避免製造對立怨恨、避免製造遺憾懊悔。當心中有所自律時，當心中有想要實現的生命終點時，我們便會明白，自己要如何展現活著的力量，要如何貢獻生命在「對」的人、事、物上。

以量此本著作，有生命最質樸的力量。所說的故事，都是生命與生命真實的接觸、對話，及感動。我總會在讀過一小段故事後，把雙手放在胸口上，靜靜的感受那生命最純粹的愛，在我心中溫暖，擴散，成為我生命的滋養。讓我再次啟動內在愛的力量，在我的生命，在我的關係，在我的工作，繼續向前。

以量，謝謝你。

也祝福與此書相遇的所有讀者，都能從中感受到生命的力量及觸動。並回到自己身上，好好的凝視自己，思想關於你的善終。讓我們生命所走過的一切，都有最美好的終了。

【自序】

撒下一顆叫「善終」的種子

我是一個非常害怕死亡的男人。對死亡，我怕得要死。

我年幼時還因為夢見世界末日的畫面，被嚇醒之後，好幾次抱著母親問：「媽，你會死嗎？我也會死嗎？」

我記得母親好幾次都沒有回答我。儘管我哭著提問，她也只是微笑地繼續抱著我，哄我再度入睡。

十三歲那年，我父親因患癌而去世。四年後，我的母親也同樣因患癌而去世。我內心不只不安穩，對死亡的恐懼反而像滾雪球般，愈來愈沉重。

三十三歲那年，我把自己放在安寧療護領域裡，成為一名醫療社工。透過這份職業，我的雙手握過臨終病人的雙手，也抹過他們流下的眼淚、擁抱過他們的身體；我的雙耳聽過他們怒罵家人的字字句句，也聽過他們說出對生死的尊敬與謙卑；我的雙眼看過他們焦慮地不願離開人間，也看過他們臨終前給家人們一抹微笑。一路上，我的心靈陪著他們一同哭、一同笑。

於是，我在心靈世界裡栽種了一顆種子，那叫「善終」。

他們在人生的最後一段路，遇見了我，也允許我陪同他們走那一小段路。我很感恩自己擁有如此好的福氣，可以出現在他們的生命裡。是他們陸續提供了水分、陽光和養分給我心中那顆「善終」的種子，讓「善終」不但不枯萎，反而能茁壯成長。我非常不願意只稱他們是我的病人，或者個案；正確而言，他們每位都是我的「生死導師」。

在這六年內，他們教我如何用關愛看待生死，他們讓我看到死亡的力量是如此善良，他們讓我體認到「只要認真給死亡一份厚愛，死亡並不會虧待任何一個用心看待它的人們」。他們教我不逃避、不忌諱、不扭曲，要如實地去面對死亡。

最難能可貴的是，我的生死導師是用最熱誠的生命來教導我，而非用知識來教導我。我心裡對這些生死導師，永遠都存著很深厚的敬意。

寫這本書時，我好幾度不得不關機，讓自己先安靜地流下我思念這些生死導師的眼淚。那眼淚裡，有著我對他們很多很多的感恩和敬意。

當你手上握著這本書時，我想誠懇地邀請你也在你的心靈世界栽種一顆「善終」的種子。這本書裡頭，是由許多的生死導師告訴我們他們如何面對自己的死亡，而達到他們所定義的善終。

沒有得到生死導師們（或者他們的直屬親友）同意的故事，我一個都不敢寫，也不能寫。那些得到他們同意的文章，所有相關的基本資料和家庭背景，我全都修飾了，只保存我和他們真實的互動。故事倘若雷同，純屬巧合。

我把這些感動我的故事書寫下來，並不是要博取更多的掌聲，也不是要從中獲取更大的名利。我生命存在的意義不在貪婪這些名利所帶來的光環，我知道這些對我的生死一點幫助都沒有。我只是一心一意、簡簡單單地想要在你的心中撒下一顆叫「善終」的種子。我衷心希望我們每個人的生命能夠遠離死亡所帶來的苦難和疼痛，而逐漸瞭解善終的重要性。因為，死亡是每個人都不可避免的事情，可是善終卻是每個人都可以追求的權利。

我已在內心栽種「善終」的種子了。那你呢？你願不願意也在你的內心栽種這樣的一顆種子？

謝謝你收下它，請你好好呵護它。你的「善終」有我衷心的祝福。祝福你，也祝福我自己，更要祝福我們這個美麗的社會。

目錄

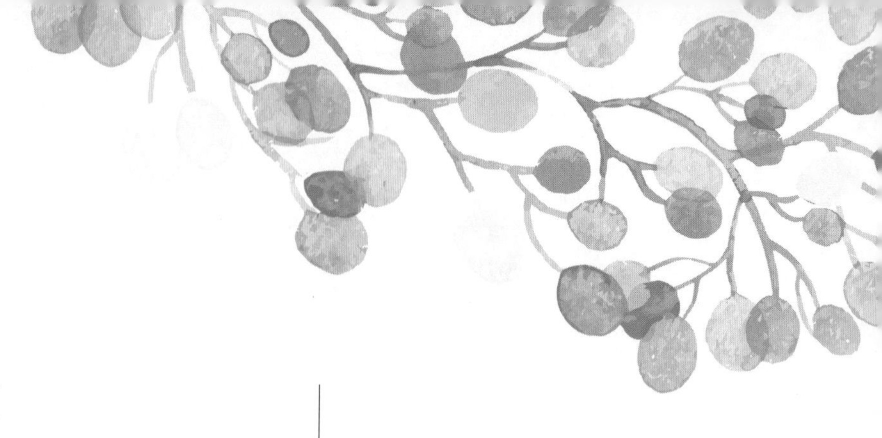

他這一生的為人，及格了

許多同事都給了好多奠儀，幫助姐姐處理他的葬禮。眼看著同事們都為他哭泣而哀慟，姐姐為他驕傲。她說：「他這一生的為人，及格了。」

他是我在慈懷病院服務的第一個病人。

我翻閱轉診介紹信瞭解其背景：陳先生，單身。七十歲。天主教徒。患上末期肺癌。主診醫生診斷其壽命僅有一個月。他的父母皆因癌症早逝。他只有一個姐姐，也是單身，七十二歲。兩人相依為命。

看到了這樣的家庭圖，我在心中嘆了口氣——陳先生去世後，誰來照顧這位姐姐？

笑看臨終

第一天，我踏入陳先生的病房。我向他姐姐做自我介紹，也看了看躺在病床上的他，對他點了點頭。

我看到他的身體消瘦、臉色蒼白。癌細胞已經完全侵襲了他的右肺。戴著氧氣罩，他需要大口大口地吸氣、吐氣。

我把手搭在他的肩膀上問：「Uncle, are you Catholic?（先生，你是天主教徒嗎？）」

「不。」他很用力地說了聲「不」。

我回他一臉疑惑的神情。

他繼續說：「I'm Catalogue.」（我是「目錄」先生。注：Catholic和Catalogue的發音只差後面兩個字音。）

他看著我，笑了。

一個知道自己僅有一個月壽命的病人，還能拿自己的宗教信仰和我開玩笑。我看著他，也笑了。

他姐姐對我說：「他就是這麼愛開玩笑。」

我覺得如果我臨終之前，也能夠像他那樣會開自己玩笑，那也算是我修來的福慧。

從那天起，我私下稱他為「Uncle Catalogue」（「目錄」伯伯）。

堅持獨立求存

那天，他很累，談不到幾句，就睡著了。反倒是我和他姐姐聊了很多。

Aunty Catherine是一個消瘦憔悴的老太太。我相信在弟弟生病的過程中，她也被折騰了許多。要一個老人家在家裡全程照顧另一個老人是一件不容易的差事。

Aunty Catherine告訴我他們倆年輕的時候就從馬來西亞遷到新加坡工作，在新加坡落地生根，相依為命，一同生活，一同度過人生所有的甜酸苦辣。姐姐是裁縫師，弟弟是速食店服務人員。

Aunty Catherine告訴我Uncle Catalogue很能幹，即使知道自己已經患上肺癌，也咬緊牙根，獨力養活自己。入院之前，還在打工。

我聽了之後，看一看躺在病床上的他，心裡好難過，畢竟已經七十歲，還要工作維持生活，不是簡單的事。可是，我同時也很欽佩他求存的能力。

這位姐姐告訴我她弟弟很固執。知道自己患上癌症，就是堅持不動任何手術、不接受任何中西醫治療。即使姐姐嘗試說服他，他還是不改初衷，堅持立場。

他說：「那些錢是要留給你用的。我不能亂花那筆錢。」

他的姐姐也告訴我他很擔心住院費用。

我對她說：「請你告訴他，我一定會為他爭取最高的政府津貼。」

她緊緊握住我的雙手，眼淚幾乎要掉下來。碰觸她那粗糙的雙手，看著她那滿是皺紋的臉頰，我可以感受這對姐弟相依為命的感情，教我欽佩，也很感動。

無條件、無悔的愛

第二天，我再次走進Uncle Catalogue的病房。

呀！他怎麼衰老得這麼快？一夜之間，彷彿老了五歲，連下巴的肌肉都開始收縮。

我看了，無法調整自己的心情。

我的手依然搭在他的肩膀上問：「Uncle，你今天還好嗎？」

他皺著眉頭對我說：「很不好。」

我感受到他的痛，問：「我可以怎樣幫助你嗎？」

他搖搖頭，繼續閉上眼睛。我放開手，離開房間……

第三天，醫生到我的座位對我說：「你最好去安撫他，剛才他與工作人員對話後哭了。現在哭得好厲害。」

我放下工作，走進他的房間，看到他在哭，姐姐也在哭。我問姐姐：「發生了什麼事？」

姐姐說：「剛才有兩位見習醫生對他說，他的政府津貼還沒有被批准。即使批准了，也只能在這裡住三個月。如果不批准的話，我們需要每天付兩百元新幣（大約四千五百元台幣）。我們怎麼可能有這麼多錢啊？」

姐姐很激動地繼續告訴我：「我已經對他說我可以拿自己的錢給他用！可是，他就是不要！我沒關係！如果我不幫他，還有誰會幫他？」

我聽到姐姐對他那份無私的愛！也看到姐姐眼中流出那叫「無條件關懷」的眼淚！雖然已經退休多年，錢也花得差不多了，但是這位姐姐，一個單身女士，面對自己生病的弟弟時，還是義不容辭，無怨無悔！

確保姐姐不被拖累

我嘗試安撫姐姐，然後把手搭在Uncle Catalogue消瘦無力的肩膀說：「Uncle，你是不是很擔心錢的問題？」

他一邊哭，一邊點頭。

我說：「Uncle，可不可以告訴我你最擔心的是什麼。讓我知道，好嗎？」

他還是在掉淚，然後很用力地舉起右手，指向姐姐。

姐姐立即轉頭，不願讓他看到她的眼淚。

「Uncle，嗯，我懂了，你擔心會用到姐姐的錢，是不？」他點頭。

「你擔心如果用光她的錢後，以後誰來照顧她，是不？」他更用力地點頭。

「你看一看我。」他稍微把頭移向左邊，看著我。

「我像壞人嗎？」他搖頭。

「你說我會騙你嗎？」他也搖頭。

「Uncle，我告訴你，你不用擔心錢。我說過我會幫你解決，就一定會幫你解決。我會確保你的姐姐不需要為你花上一分錢，好嗎？」

他用很感激的眼神看著我，即便身體好虛弱。

我對他說：「我講到做到。我跟你勾勾手指，好嗎？」

他稍微動了動左手，我們勾了手指。

我說：「就這樣，我們說定了。以後有誰再跟你說其他的事，你都不用聽他們的。我講的才算數，好嗎？」

他點點頭，很小聲、很小聲地對我說：「謝謝你。」

我聽不清楚。我把耳朵靠在他的嘴巴上，才聽到這三個字。我拍拍他的肩膀，彼此給對方微笑。

我對姐姐說：「我還有什麼事可以幫得上的？」

姐姐再次激動地握著我的雙手說：「謝謝你！非常謝謝你！」

我稍微解釋整個申請政府津貼的過程給她聽，再次安撫她焦慮的心情後，才離開房間……

平靜走向死亡

第四、第五天，我看到姐姐一直陪伴在他左右。相依為命這麼多年，不是說要看開，就能看開的；更不是說要放下，就能放下。而這樣的看不開、放不下，反而呈現了人間最溫暖的一面。

每天經過他的房間，看到他入眠，我便不吵醒他；看到他睜開眼睛，我就抓緊機會和他聊聊。他每況愈下，身體快速衰老。每天看見的他，都在變老。我看了，其實也怕。怕自己有一天，也會如此。

死神一直躲在黑暗角落，等待我們演完人生最後一幕戲……

可是，在他的眼神裡，我看不到一絲恐懼。

面對死亡，他心裡很平靜……

真希望我臨終的時候，也能夠擁有如此豁達的胸懷、寧靜的心情。

一個週末過去了。禮拜一，當我走進Uncle Catalogue的病房時，我看見清潔工人正清理房間。

原來他走了。

我沒有機會和他說再見……

「什麼時候去世的？」我問護士長。

護士長說：「禮拜天凌晨四點多。」

我冷冷地說了一句：「喔！」

我嘗試隱藏自己的負面情緒。

隨時為死亡做好準備

「他去世，我剎那間調整不過來。」我對護士長說。

護士長不多話，只說了一句：「如果你無法調整自己，你可能要處理的就是自己生命的失落與悲傷。」

我謝謝她的當頭棒喝！

我看到的是自己的生命。我以為自己已經很瞭解死亡、失落和悲傷。我發現那都是我父母的死亡，不是我自身的死亡。我從來沒有想過死神有一天會找上門來。即使想過，也會告訴自己「我還有時間，不會這麼快輪到我」。

當那一天來臨，我真的要離開的時候，還有什麼是我放不下的？我是否有在時時刻刻做好準備？

Uncle Catalogue是我人生中的第一個臨終病人，在我認識不到一個月，就一聲不響地離開人間了；不像我過往在輔導中心裡頭，可以有機會和個案們說聲再見才結案。說起來，我還真不習慣。

我瞭解接下來的這份工作，我需要不斷地在死亡巨輪推動下工作，讓每一個病人在被死神找到之前，先找到他們自己最後活著的尊嚴和自主，並整合自己活著的意義。

簡單，卻感人的葬禮

幾天後的一個下午，我接到一通電話。「喂，以量，還記得我嗎？我是Aunty Catherine。」

還沒等我回應，我已經聽到她在電話另一邊的哽咽。

「是的，Aunty Catherine。我記得你。」

「你都知道發生什麼事了嗎？」

「是的，我都知道了。護士在禮拜一那天告訴我了。」

「是的，他已經走了。」她放聲哭了。

我靜靜地聽她哭泣的聲音，還有那沉默。關於死亡，我們都需要一同哭泣、一同沉默。

Aunty Catherine告訴我當晚Uncle Catalogue去世的過程——很平靜，不過留下了遺憾。

禮拜六晚上，他一直握著姐姐的手，姐姐知道他過不了當晚，便向值夜班的護士要求留宿，想要陪他走完最後一段路。護士婉拒她，建議她回家休息。

凌晨三點多，護士打電話叫她趕緊過去。前後不到五分鐘，護士再打電話說她弟弟去世了。這是她的遺憾，沒有陪弟弟走完最後一段路。Aunty Catherine淡淡地說著……

Aunty Catherine也告訴我那三天兩夜的葬禮。簡單，可是感人。速食店的同事們都來了。許多同事都給了好多奠儀，幫助姐姐處理他的葬禮，讓她感受到了人間溫情。

眼看著同事們都為他哭泣而哀慟，姐姐為他驕傲。她說：「他這一生的為人，及格了。」

向病人學習如何活著

Aunty Catherine說那個早晨把他的骨灰撒在大海的過程，寧靜，也順利。一開始，波浪不穩。當她把弟弟的骨灰撒向大海時，海，出奇的寧靜。當她回到岸上時，天空，也為弟弟灑了一陣雨。

雖然我不在現場，卻可以從她的分享當中，感受那份令人動容的寧靜，以及安詳。我們一同沉默，靜靜地悼念Uncle Catalogue的離去。

她說：「以後我臨終時，也要來這裡住。」

「好的。」

她還說：「我去世後，也要把我的骨灰撒在大海。」

「嗯。有什麼我可以幫得上忙的，請儘管說。」

放下電話，我收拾心情，繼續走進病房，為下一位病人及其家屬提供援助。

我心靈深處非常清楚，接下來認識的每一個病人及其家人都是我的老師——教導我如何面對死亡，教導我如何好好活著。

「Dear Uncle Catalogue，謝謝你在我的生命中出現，成為我的第一個臨終病人。之前，我看到你的生命，是一個準備緩緩沉落盡頭的生命；如今，我看到你的靈魂，是一個依隨風浪遨遊四海的靈魂。

Uncle Catalogue，你走好……

以量為你送上祝福

寫於你被撒在大海的這天

二〇〇六年七月二日」

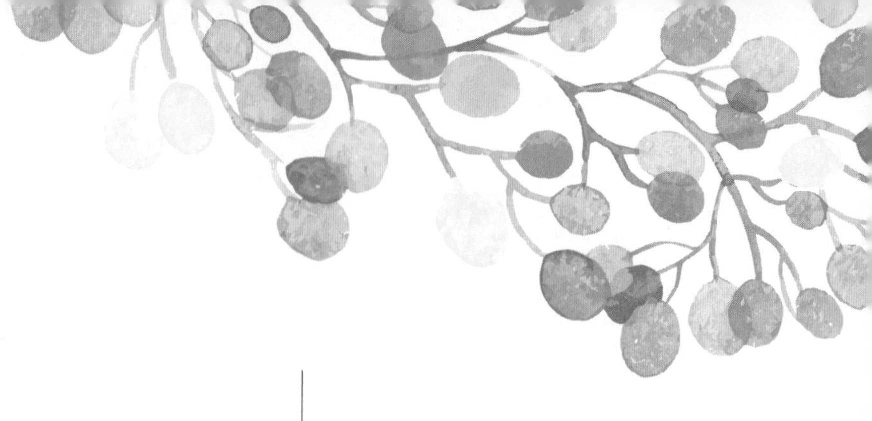

人生最後的夢想

那是一場粉紅色和白色的葬禮。我問她的先生：「那也是她在信件裡吩咐你的？」先生對我輕輕微笑、點頭……

死亡是每個人都無可逃避的事實，可是善終卻是每個人都可以追求的權利。可惜，很多人對死亡不計劃，也不探索。以為買了幾份保險、寫一份遺囑，就算是對自己的死亡做好交代了。其實我們愈忌諱談論死亡，愈難保障自己善終的權利。

我人生最後的夢想是得到善終。何時死亡是我無法預測的，可是如何預設臨終照顧的計劃、葬禮的安排、親友的告別，這些都是我可以掌控的。要達到善終，就要計劃；也要和親友說清楚我活著和死後的遺願，好讓我能安心離開。

家人需要知道

我有一個病人，讓我由衷敬重。她在臨終期間，展現了一趟扎實的善終過程。我很感謝她在我的生命中出現，讓我知道善終不再是紙上談兵的事，而是能夠如實存在與實現的夢想。

三十五歲的她是乳癌末期病人，也是三歲男孩的媽媽。她的丈夫與父母覺得愈談論死亡，心情愈難過，所以不願談論她臨終的安排。

為了避免憂傷，大家都給她鼓勵和希望。她打從心底知道身體每況愈下，死亡已是無可避免。但每一次她開口說「如果我死的話……」，家人就會轉移話題，阻止她談下去，並希望她多吃抗癌保健品。

有一次，我坐在病床邊和她聊天。她說：「以量，可不可以買一些漂亮的紙張和信封給我？」

「為什麼？」

「我要把我想說的話寫給他們。總有一天，他們需要知道我要的是什麼。」

從她的眼神裡，我看到她渴求善終的篤定。我不介意和她一同計劃這個不能說的善終夢想。

自此之後，她就趁家人不在病房的時間和我商量。每一次離開病房時，我都會把她還未完成的信件放在我的辦公室裡。兩個禮拜後，她完成了三封信。

規劃善終，傳達心中愛

第一封信，她寫給丈夫，表達自己在臨終照護的計劃。如果她進入昏迷境況，她不要被急救、不要在無法吞食的狀況下插鼻胃管進食；她要在醫生把疼痛減到最低的狀況下，自然離開人間。而且她也不反對丈夫再娶，只要取代她的那位女性能好好地照顧兒子即可。

第二封信，她寫給父母，表達自己的難過和虧欠。她無法報答父母的恩情，她希望他們好好照顧自己，不要為她的兒子操心。

第三封信的完成，有點困難，因為她的身體開始衰退，清醒的時間不多。可是，她堅持寫給她的兒子。她準備交代丈夫，只要長大後的兒子問起有關她的一切，丈夫就可以把這封信轉交給他。

她寫著：「媽媽愛你。媽媽會永遠愛你。媽媽很抱歉，沒辦法陪伴你長大。你要學著自愛。」然後把一封紅包，還有一張她簽上名的全家福照片塞進信封裡。我為她的這個舉動而感動。

隔天，她昏迷了，她的父母和丈夫慌張得不知所措。丈夫徬徨地對我說：「她沒有和我們說她要什麼。」

我很慎重地把手上拿著的三封信交給他們，一五一十地向他們說出她之前對活著以及死後的遺願，希望他們能夠尊重她的選擇。

他們一一讀著信件，心情很悲慟，可是我相信這些信件裡所傳達的愛，足夠讓他們堅強活下去。

最後的夢想

幾天後，我出席她的葬禮，那是一場粉紅色和白色的葬禮。

我問她的先生：「那也是她在信件裡吩咐你的？」先生對我輕輕微笑、點頭。

不是每一個人都能擁有善終，我欽佩她得到了她想要的善終。而我們呢？我們嚮往的又是一個怎樣的善終畫面？

善終是人生最後的夢想，讓我們一同計劃人生最後的一個夢想吧！

死亡就像一粒米飯

死亡就像一粒米飯，米煮熟成飯，飯熟了要吃，吃了就要消化，消化後就要大出來囉……

七十多歲單身的Uncle Lim是慈懷病院的癌症病人，無依無靠的他常喜歡抱著枕頭在我們病院到處遊走。

雖然他不是我照顧的病人，不過每天早上上班時，我都會在魚池旁停下來和他寒暄幾句。

尋常如米飯

沒有例外，今早八點半，我停在魚池旁對他說：「Uncle Lim，你好啊！」

抱著枕頭的他對我說：「你好啊！」

「你今天心情怎樣啊？」

「昨晚睡得好嗎？」

「近來胃口還好嗎？」

「近來身體覺得痛嗎？」

這些都是我常問病人們的問題。

Uncle Lim今天很坦然地告訴我：「我快要死了。」

我複述：「嗯，你覺得自己快要死了。」

「是啊！我覺得我的身體愈來愈差了，快要死了。」

我看著他把枕頭放在輪椅上，從他的衣服口袋裡拿出一塊小麵包，雙手把小麵包撕成碎粒，一點一點地丟進魚池裡。池塘裡那大大小小的鯉魚不斷地拍打著池水，搶吃Uncle Lim撒下的麵包碎粒。

我問他：「快要死的時候，你會害怕嗎？」

「有什麼好怕的？死亡就像一粒米飯。」

我直搖頭：「我聽不明白。」

他笑著說：「死亡就像一粒米飯，米煮熟成飯，飯熟了要吃，吃了就要消化，消化後就要大出來囉！」

哈哈大笑的他，又繼續從口袋裡拿出一塊小麵包，撕成碎粒，撒入魚池。

多麼有智慧的一句話！

沒有心中結

「Uncle Lim，你好厲害啊！這樣的比喻都可以給你想到。真的很好啊！」

「死亡有什麼好怕的？每個人都要經過的。不用怕。沒有什麼好怕的。」

「那麼，Uncle Lim，你那一粒米，現在是在哪一個階段啊？」

他看著我說：「嗯，差不多開始要張開口吃下去了。」

我複述：「嗯，差不多要吃了哦！」

「是啊！消化的時候，我就不再看到你們啦！」

微笑的我輕輕地拍拍他的肩膀，一邊看著他繼續把麵包撕成碎粒丟給鯉魚，讓牠們張開口就能吃下去，容易消化。

我再問：「還有什麼事情是我們可以為這一粒米做的嗎？」

「沒有囉！該做的都做完了囉！」

「謝謝你，Uncle Lim。」

「謝謝。」

真喜歡和Uncle Lim聊天。

他讓我在一天清晨的開始，就有了一個這麼棒的學習過程。

「沒有囉！該做的都做完了囉！」

真羨慕這樣的人生。

祝福你，Uncle Lim。

後記：Uncle Lim在五天後去世，願他安息。

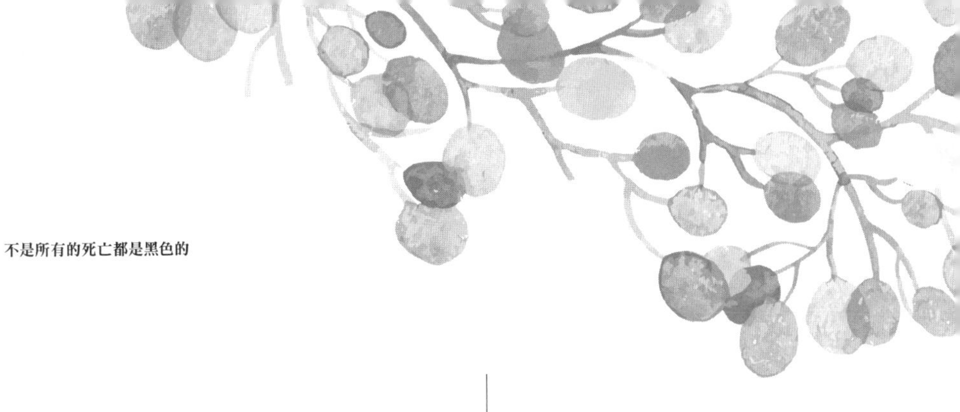

不是所有的死亡都是黑色的

請記得給臨終的人關愛，讓他帶著你的關愛離開。
能夠在死亡面前賦予愛，死亡，自然會留下不同的色彩回送給繼續活下去的人……

你曾目睹一個人去世的那最後一刻嗎？
我人生第一次經歷的死亡經驗，是父親的死亡。
那年，我才十三歲。

封閉的認知，沉重的黑色

患上末期癌症的爸爸，那個早上，坐在家裡大廳的沙發上突然抽搐、口吐白沫、不停流淚，卻無法再說話。

一時間，恐慌的氣氛充斥著屋內整個空間。而我卻愣在那兒，不知該做些什麼是好。

大聲哭叫的我，只想跑到祖先牌位前去上香，希望他們不要這麼快把爸爸帶走。可是不到十分鐘，吐出最後一口氣的爸爸，躺在病床上，睜開雙眼和嘴巴，還是離開了這個世界。

他在我們的哭喊聲中，離開了人間。

對當時的我來說，如果死亡代表了一種顏色的話，它必定是很沉重的黑色。這顏色說出我對死亡的恐懼和悲慟。因為無知，我以為每個病患的死亡都是如此恐怖和憂傷的。

往後的十三年裡，我從不與親友談起父親去世的那一刻。儘管那個死亡的畫面在頭腦裡偶爾會跳躍出來，我還是很快地，就用理智把它給打壓下去。

我對生死的認知是封閉的。

慶幸的是，我內心有一股強烈求知的動力，想要瞭解「生死」。三十三歲那一年，我決定從提供家庭輔導的工作性質，轉換成提供臨終關懷的輔導服務。每一個月，我需要為至少三十位末期病患提供臨終關懷，也需要陪伴他們的家屬走過悲慟。

從事臨終關懷的那五年裡，我看過無數的病人去世。

病房散發出很溫和、很明亮的光線

小時候，長輩總是叮嚀我們小孩：不要碰觸即將去世的人！他們相信：即將去世的人會把身上的晦氣「傳染」給我們。

有一次，一名獨居老病人希望我在他臨終的那一刻，能夠把我的手輕輕搭在他的肩膀上，讓他感受到身邊至少有一個人在陪著他——他不要孤單去世。

第一次聽到這樣的要求時，我是膽怯的，我卻硬著頭皮答應了病人。可是，他在凌晨去世，把手搭在他肩膀上的是護士。我逃過了這一次挑戰。

不久後，老天爺再安排我去陪伴另一名獨居老病人。這一趟的死亡經驗中，我正好在他身邊目睹他掙扎、發抖，情形和我爸爸去世時很相似。我心裡卻不害怕，也不緊張，我很自然地伸出了我的雙手去輕握他的左手。我們兩人都是佛教徒，因此我心裡為他默念阿彌陀佛佛號。

我愈念愈寧靜，整個空間就只有我和病人，可是我感覺得到病房散發出一種很溫和，而且很明亮的光線。

我揉揉眼睛，確認並沒有多餘的大燈照在我們身上，我感覺到那光亮把我和病人完全籠罩著。

病人就在沒有疼痛之下，放鬆地離開。他離開後，我依然用我的手握住他的手，心裡沒有一絲害怕，內心反而累積了滿滿的愛。

我從這一段死亡經驗裡獲取了能量，得到了新的洞察。

以開放的態度，探索死亡

許多人解釋說，這是菩薩給予的加持或者上帝給予的神蹟。我想用一種比較沒有宗教色彩的說法，我把這現象稱之為「人與人之間的關愛所展現出來的深層善良的能量」。

後來，我不再恐懼死亡。面對死亡的體驗，我抱持著開放的態度去探索。每一次面對病人的死亡，不管在什麼情況下，我都鼓勵家屬們在心中默默地送上關懷、輕輕地觸摸病人的雙手。這默默的關懷可以是你對上帝的禱告、你對念佛經的迴向、你對病人的祝福等等。

而今，我已經知道不是所有的死亡都是黑色的。

死亡來臨前，請記得給臨終的人關愛，讓他帶著你的關愛離開。

能夠在死亡面前賦予愛，死亡，自然會留下不同的色彩回送給繼續活著的你。

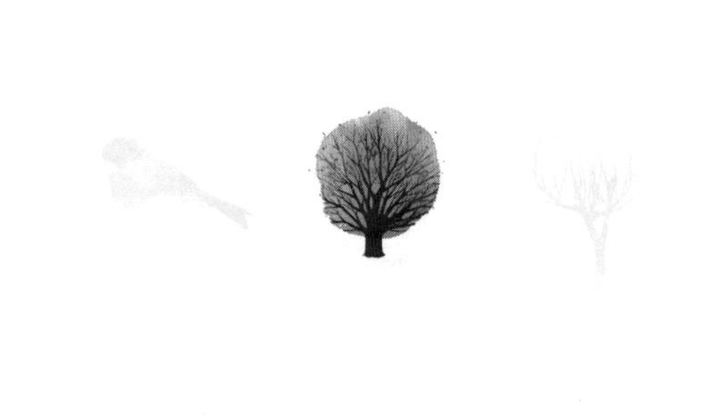

能夠在死亡面前賦予愛，
死亡，自然會留下不同的色彩，回送給繼續活著的你。

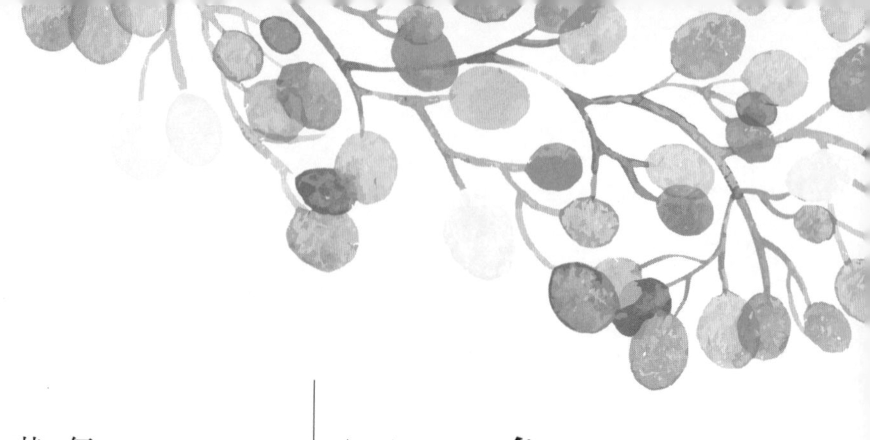

急救，為的是什麼？

由於一支氣管內管塞在喉嚨中，他無法言語；由於數十支針管插滿了雙手，他無法寫字；他只能不斷地流淚，拚命地搖頭……

每次協助與我同齡的末期病人時，我都不禁會想到自己以後要面臨的死亡。其中一位同齡的男病人給我留下了最深刻的生死提醒，我們雖然在一條叫「生命」的道路上一同起跑，但他卻先停下了步伐，跑完了人生。

等待奇蹟，或接受事實？

我從醫療報告中得知他是一名獨生子。在他很小的時候，父母因爭吵而離異，他由母親撫養長大，與母親的關係很親密，父親鮮少參與他的生命，更甭說給予支援及鼓勵。

三十九歲那年，他患上末期肝癌，從診斷到送進慈懷病院，前後只維持了兩個月的壽命。

被送進來那天，他很疲憊，他母親二十四小時地守護著他，一直把我拒於千里之外，不允許我和他交談。

我可以諒解的，畢竟病人最需要的是休息，不是聊天。所以，那天我們一直沒有交集，彼此只是擦肩而過。

第二天，他進入昏迷狀態，生命垂危，醫生撥電話給他母親。她把病人的父親帶來了。

不知來龍去脈的父親怒罵我們沒有把他的兒子給處理好，並怒吼道：「不管花多少錢，我都一定要把他給救回來！醫生是救人的，不是把活人給弄死的！」

在拒絕瞭解病情的情況下，他強烈要求我們把孩子送到醫院的急診室去。

由於病人沒有機會向我們表達病危時的意願，所以，我們不能擅自為病人做決定。為了避免糾紛，院方只好聽從病人父親的意願。

我曾陪伴一千多位臨終病人，在我的經驗裡，從沒看過任何一個末期癌症患者可以在急救之下痊癒。

因為末期癌症病患體內的器官在癌細胞的侵蝕下嚴重損壞，不管醫生如何急救，他們在醒後的幾小時或幾天後還是會去世。

然而，不管怎麼對病人的家屬解說，他們還是選擇相信奇蹟會出現。

給予善終，得到善別

我心裡很清楚，一個從來沒有陪伴在病人身旁的家屬，常常會在最後一刻做出不恰當的決定，來安撫自己內心的虧欠。

可是，這是病人想要的決定嗎？他想要讓這個和他沒有任何情感連結的爸爸做決定嗎？

他昏迷了，完全無法為自己的生命做最後的決定，所以只好任人主宰。

這對病人非常不公平，而且，還會讓病人在臨終前的那段時間承受更多的痛苦。

第三天，我到他住的私人醫院加護病房拜訪他。他母親依然選擇不和我交談，父親則在知道加護病房每天的費用至少是上千元新幣後，終於削減了昨天堅持要救活兒子的銳氣，他焦慮地問我可以透過什麼管道申請政府津貼。

無奈的是，病人離開慈懷病院後，申請政府醫藥津貼已是我無法掌控的事了。

我看著躺在病床上的病人，他的確是從昏迷中被救回來了。然而甦醒過來的他，卻只能用無奈的眼神看著我。由於一支氣管內管塞在喉嚨中，他無法言語；由於數十支針管插滿了雙手，他無法寫字；他只能不斷地流淚，拚命地搖頭。

站在病床旁看著病人時，我很是心酸。病人雖然醒了，但我覺得如此醒著的他，生命是沒有自尊、沒有品質的。

家屬救醒他的「努力」，也許是為了讓自己多出一些時空，去經歷內心的不捨，而這是很不人道的。它無法讓病人得到善終，我們亦無法得到善別，更不用說繼續善生。

住進加護病房後的第十天，他還是撐不下去了。

他去世的那一天，激發了我要寫一封信給我的家人，以向他們交代一些我在善終方面注重的事。

這封信，我會和你們分享，因為我不希望你我的生命終點，是在痛苦且沒有尊嚴下結束的。

請放手來愛我

親愛的家人，我不會怪罪你們選擇不施予我急救，相反的，我很感謝你們願意放手。這放手的背後，有著你們對我滿滿的愛與尊重……

致親愛的家人：

上個星期，患上末期癌症的病人在慈懷病院裡昏迷，而且奄奄一息。他的家屬怒罵我們後，把病人從慈懷病院轉去醫院加護病房急救。當天，他被救活了，卻再也無法言語了。他的身體被好多針管插著，喉嚨間還有一支大鼻胃管塞住。他的家人不願放手，讓他平白無故地多受了一個多星期的苦，最終，他支撐不住，去世了。

我明白，家屬是在缺乏認知的情況之下，才會做出對病人如此折騰的醫療決定。而這樣的折磨，其實是可以避免的。可是我不是他的家人，我無法代替他做任何醫療決定，況且，他的家人也不願意聽從我的建議。

男病人和我年齡相仿。在加護病房看著他那一雙憂鬱和無助的眼神時，我的心情被影響了。他臨終的經驗撞擊了我對自身死亡的信念，我不希望有朝一日，他被急救的那番經驗也會發生在我身上，所以，我寫了這封信給你們，好讓你們知道，一旦我的生命危在旦夕時，我在臨終那一刻對「被急救」的期盼與立場。

親愛的家人，生命是我自己所擁有的，我需要為我的生命負責。

如果我患上重病且還有意識做出適當的決定時，請你們讓我自己做出決定。可是，也許我會因疾病而昏迷，屆時，我或許無法做出任何醫療決定，這就是為何我認為自己有必要給你們寫這封信的原因，我希望你們可以瞭解我對臨終的看法。

長達五年的社工臨床經驗告訴我，一個病人患上重病準備臨終時，會在急救下而痊癒的機率幾乎是零。病人被急救回來後的生命是沒有素質的，而且還得在痛苦萬分中等死。所以，如果有一天，當我面臨這樣的情況時，請不要施予我任何急救，就讓我在家裡或慈懷病院裡，在你們的陪伴下，自然地離開人間。

從病人那深邃憂傷的眼神裡，我可以感覺得到，讓他還能夠活下來的其實是那一支氣管內管、那幾十支針管、那幾十袋藥水，還有那一大堆測量儀器。

親愛的家人，我不會怪罪你們選擇不施予我急救，相反的，我很感謝你們願意放手。這放手的背後，有著你們對我滿滿的愛與尊重。我會很感激你們尊重我的意願。

我選擇不急救，並不代表我無情。我不希望我的生命到最後，還需要躺在加護病房，每天花上千元的新幣，增加你們的經濟負擔。請讓死亡的自然韻律帶我的生命離開，當死亡來臨時，你我都不要勉強抓住生命。

如果老天爺要用疾病來帶我走，我感謝，因為讓我和你們都擁有足夠的時空去經歷彼此的悲傷。

請在我還清醒的時候，一起感受我們對離別的悲傷，對失去彼此的悲慟，也讓我們回顧彼此擁有的往事。

我會感謝你們、原諒你們，也希望你們能夠原諒我曾犯的過錯。

請讓我們好好大哭一場，也讓我們好好大笑一番，不要忘記給我微笑，因為我曾對自己承諾：當我離去時，我希望能維持最後十秒鐘的微笑。

我留給大家的愛足夠讓大家活下來，而我也會帶著你們給我的愛好好地離開。這些彼此給予的愛，對我而言，非常重要。

親愛的家人，這是我臨終的理想，我懇請你們協助我完成它。你們知道我一直都愛著你們。

祝福你們，也祝福自己。

以量

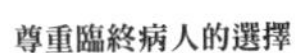

尊重臨終病人的選擇

請允許他用自己的方式和我們說再見，也請尊重他是否需要協助的選擇……

病人是一名患上末期肺癌的中年男士，育有一男一女。

某個下午，我和護士到他家提供首次的居家拜訪。

重視自尊與自主

一踏進門口，女傭安排我們坐在大廳的沙發上，我看著戴著氧氣罩的病人堅持要從睡房一步一步地走到大廳，拒絕任何人的協助。他交代工作中的太太無須請假來接見我們，他也吩咐兩個剛放學的小孩回臥室去，他打算單獨和我們討論如何減緩他哮喘和腹脹的問題。

從他的行為來看，我瞭解到病人希望凡事能親力親為，也重視自尊與自主。戴著一副金絲邊眼鏡的他，鏡片後藏著一雙深邃卻憔悴的眼睛。

他笑說：「我有八個姐妹，他們都是我的社工，每天輪流來照顧我。」

我知道這笑話背後在暗示我：他不需要我提供任何身心靈的支持。我只好安靜地坐在護士旁，看著他和護士討論一些有關疼痛及症狀的問題。

討論完畢後，我問他：「在我們還沒離開前，你是否還有事情是我們沒有詢問，而你想和我們討論的？」

他謹慎地回答：「我知道自己要去世了，我要問的問題都問了。如果你能夠治好我的病，那請你一定要告訴我。」

這樣的回答，讓我有點措手不及。可是我對眼前這位病人依舊抱持尊敬的態度，他清楚知道自己可以掌控與無法掌控的範圍。

三個好問題

我們每個禮拜去拜訪他至少一次。

第二次的拜訪，他依然不多話，可是會主動詢問疼痛及症狀處理的細節。

第三次的拜訪，家裡依然只有他。他不要給家人添麻煩，可是他的健康是每況愈下。他說了一句要我們放心的話：「我昨晚已向太太和孩子交代我的葬禮了。」

第四次的拜訪，他躺在床上無法起身，他對我說：「你終於有工作要做了。」

「請你儘管吩咐。」

「我有三個問題要問醫生。可是我要醫生把三個答案告訴我太太和姐妹們。第一、我還剩下多少壽命？第二、哪些藥是不需要再服用的？第三、我是否可以在家裡讓我的家人照顧我到去世為止？你可以幫忙我安排嗎？」

「好的。我可以去安排。醫生和你家人討論時，你想要在現場嗎？」

「我不要。」

「好的。那麼誰把答案轉告你？」

「太太。」

「轉告所有的答案？」

「不要告訴我所有答案，我會再和太太商量我要知道哪一個答案。」

「好的。我就照你的吩咐去辦。」

戴著氧氣罩的他伸出右手和我握手，「謝謝你。」他說。

從事安寧服務六年以來，我很少看到有病人如此清晰地知道自己的需求，並能做出適當的要求。我心裡非常尊敬他，當天馬上為他安排家庭會議，好讓醫生為家屬提供三個問題的答案，也讓他的家人發問及做出澄清。

兩天後，他在家裡安詳地去世了。

為家人做好心理準備

隔天，出席他的葬禮時，我鼓起勇氣問他的太太：「請問最後他有沒有想要知道哪些答案？」

太太搖頭：「他問我一個問題。」

「什麼問題？」

「他問我聽到這些答案之後，有沒有心理準備？」

「你怎麼回答？」

「我哭著說我有心理準備。」

「他怎麼回應？」

「他說，『那就好。你不用告訴我了。』」

聽到這裡，我打從心底欣賞他。他清楚知道死亡是無法避免的，他其實是要透過醫生協助他的家人做好準備。

當一名病人臨終時，請允許他用自己的方式和我們說再見，也請尊重他是否需要協助的選擇。當我們愈來愈尊重病人時，他才更能夠實現自己想要的善終。

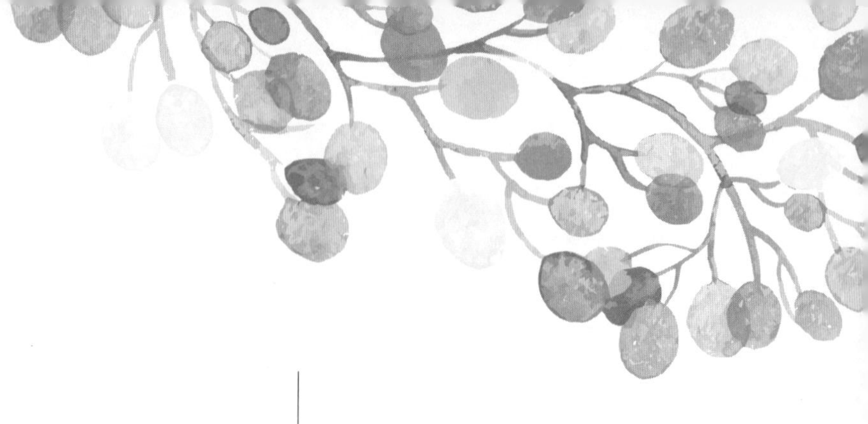

倒數死亡日期

關於死亡的日期，沒有人有十足的把握它何時會到來，可是，我們可以選擇如何從容地面對它的來臨……

男病人問醫生：「依現在的情況來看，我還剩下多少日子？」

「一個月左右。」醫生回答。

話題就在此打住，他沒再問任何有關死亡的問題。

表達心中的憤怒

一個月後的某一天，護士沒有準時給他服藥，他在病房大發雷霆，醫生嘗試去勸服及解說，他怒罵道：「你是騙子！大騙子！給我滾！」

他的吵鬧聲影響了鄰房病人的休息，醫療團隊安排我到他的病房去：「先生，我感受到你今天很生氣，你願不願意告訴我發生了什麼事？」

他想要把我罵走，我卻堅持要知道來龍去脈才願意離開。我說：「你的生氣是我關心的，發生了什麼事？」

他滿口粗言地叱罵整個醫療系統，我在一旁傾聽，嘗試瞭解他怒氣的來源。我允許他把心中的怒氣發洩出來。

他說：「你的醫生沒有信用！我今天並沒有死！」

「你願意多說點嗎？」

「他說我一個月後就會去世！到今天我都還不能死！」他抓住拳頭用力打床褥。

我終於聽懂了，這是一位每天在倒數生命期限的病人。

沒有意義，比死亡更痛苦

日曆上，他圈起了醫生指定的一個月後的日期。

每早醒來，他就在日曆上打叉，沉默的他從不顯露心中對死亡的哀傷，但卻獨自倒數、獨自等待死亡的來臨。

終於到了結束的那一天，他卻沒有去世。

他非但沒有滿懷的喜悅，焦慮反而在他內心放肆地蔓延著，直到轉成爆發式的憤怒！

他的生命無法前進，也無法後退，活生生的靈魂就這樣，被鎖在無法走動的身軀裡。

聽了他的分享，我對他說：「一個去世不了的人沒有意義的活著，其實比死亡更痛苦。」

他聽後，眼淚流下來，用空洞的眼神望著天花板。

我繼續問他：「先生，我是否可以邀請醫生進來向你澄清你的病情？或者你要醫生向你道歉？我都可以盡量安排。」

男病人拒絕了我的兩個邀請：「不用了。什麼也沒有用的。」

我再邀請：「那麼，我每一天來和你聊聊天，可以嗎？」

他點頭允許，畢竟，焦慮的心需要旁人關懷，發怒的心需要空間抒發。

在連續兩個星期的陪伴下，男病人終於離開了人間。

可以選擇從容面對

在安寧關懷的服務裡，這樣的生命狀況雖不常見，但也發生了不少次。病人希望自己可以盡快擺脫痛苦，所以常詢問醫生他們剩下的壽命有多少，然後自行倒數死亡。

可是，醫生不是萬能的神，他們無法精準地算出病人生命的終結日期。提供給病人的時限，只能作為參考。否則，病人在期限前去世的話，家人與病患會責怪醫生沒有給他們足夠的心理準備；同樣的，如果病人活過了那個日期，有的也會埋怨醫生居然算錯時間。

關於死亡的日期，沒有人有十足的把握它何時會到來，可是，我們可以選擇如何從容面對它的來臨。

我認為這與我們是否熱愛自己的生命有很大的關聯，因為，沒有意義的生命就像零碎的貼圖，無法拼湊成一幅圖案，臨終時，難免會感到焦慮與恐懼。

我始終相信，一個人的善生會影響他的善終。在我們還未需要談善終之前，請先好好地熱愛我們的生命，好好學習如何與生命中的焦慮及恐懼共存。

對你來說，那一定很痛苦！

只需要心與心連結，那個痛，就沒有那麼痛了……

我有一名患上末期癌症的男病人John。癌細胞已經蔓延到他的腦部。四十歲的他已婚，育有一男一女。他憂鬱、不說話，家人都很擔心。

他埋怨頭痛。醫生開了好多藥給他治療他的疼痛，可是頭部的疼痛依然無法療癒。

醫生希望我可以和他聊一聊。

我走進John的病房，站在病床旁。看到他躺在病床上，右手擱在前額，閉上眼睛，皺著眉頭。

得到他的允許，我坐在病床旁。我介紹自己。同時，感謝他讓我坐在這裡。

我們沒有對話，因為他不願意對話。

我看著閉上眼睛的他，決定以非一般的方式和這位病人對話。

撥打心靈電話

我閉上眼睛，把我的右手放在我的前額。深呼吸，我開始說話：「現在你心裡面感覺到無助，感覺到無奈，好像沒有一個人可以瞭解你。」

我不曉得他有沒有反應。

我繼續閉上眼睛說：「我想，你不想成為家人的負擔。當初你有能力去解決所有的事情。可是這一次，一點辦法都沒有。」

我不曉得他是否有反應。

我繼續：「沒有辦法解決的時候，更多人想要幫助你。可是你不要他們的幫助。你不想成為別人的負擔。愈多人想要幫助你，你愈是不想說話。你也愈是發現沒有人可以瞭解你，因為他們說的都是廢話。他們叫你好起來。他們對你說你會好起來。他們說的，你都知道不是事實。那都是假的。你想說真話。你想聽真話。所以，這些假話你一點都不想說，也不想聽。」

我繼續說：「別人看到愈來愈不想說話的你，他們開始焦慮了。可是，你覺得這才是你要的。」

我不管這到底是不是他的心裡話。

總之，我腦海裡頭閃過什麼，我就說什麼。當下我頭腦裡說：「問問題。」我說：「這些日子以來，你是如何面對的？」他說了一句：「我覺得很沮喪。」

終於，他願意說出第一句話。

彷彿我嘗試不斷撥打的電話，他願意接聽了。第一句話，就這麼直截了當。果然，他不想說廢話。

我們開始了一趟很有深度的對話。

說出心底的困惑

他說出他的憂鬱、擔心、他對死亡的害怕，還有，他對尚未成年的兒女往後生活的擔憂。

當他說出許多話的時候，我不斷地給予複述式的回應。這個過程很緩慢。

他也說出許多的困惑——為何別人的家庭都是順利的，而他的卻不是？為何別人做爸爸都是健康的，他卻要面對如此多困難？

為何他如此善良、信奉上帝，上帝卻要把他的生命給奪走？

他沒有生氣，他只是不瞭解為何這些苦難要發生。

我給予許多的肯定和支援。我對他說：「謝謝你告訴我你心中這麼多的話。我相信對你來說，這一定很難說出來。我很感謝你願意說給我聽。」

他依然閉上眼睛。右手擱在前額，皺著眉頭。畢竟，頭部因為腫瘤而產生的疼痛很困擾他。

我們的對話，是緩慢的。

最後能給的愛

我對他說：「你有什麼問題覺得我沒有問，而你又覺得很重要的，你可以試著問我，或者告訴我。」

他開始發問：「你們這裡的病人住得最久的，有多久？」

我對John說：「有一個病人，他在這裡住了一年又三個月。」

他聽了之後，用右手拍打額頭四、五下：「我的天！」

我明白他的非語言行為，他並不希望自己還可以長壽，只是希望自己不要繼續停留在這個階段太久——卡在無法痊癒、無法死亡的階段，這教人太痛苦了——等待死亡其實比死亡更教人煎熬。

我直接說：「你並不希望你是下一個在這裡住了一年又三個月的病人。你並不希望你還要這樣活下去。你想早一點去世。」

他點頭：「你說醫生可不可以打支針，讓我死？」我已經數不清有多少病人像他這樣，向我要求安樂死了。

我回應他：「你比我更瞭解你的醫生。你覺得他會不會給你打針讓你死？」

他說：「如果我是醫生的話，我不會要我的病人死。」

我說：「嗯。沒錯。醫生們不會用你要的方式幫助你。可是他們會用治療疼痛的方式幫助你。」

我覺得我回答得不夠好。下次，我可以試著問病人心中對安樂死的兩難。

他問我：「你說，如果我真的自殺成功的話，我的孩子們會不會受到創傷？」

那一刻，我做了一個決定。我決定用自己的生命故事來和John交換角色。我變成個案，他是我的助人者。

我對他說：「我相信你的孩子一定會受到創傷。不過我相信他們會在掙扎的過程中慢慢復原起來。我就是其中一個爸爸很早就去世的小孩。那年，我才十三歲。我相信每一個孩子都有復原的能力。」

他終於睜開眼睛，用很認真及很憐憫的眼神看著我：「我非常抱歉。」

我對他說：「既然我已經坐在這裡，你有沒有什麼問題要問我這個很小就喪父的年輕人？」

我知道他的女兒十六歲，他的兒子十三歲，和當初喪父的我同年。

他一連串問了許多問題——我的爸爸是如何面對癌症？我如何面對爸爸的去世？那個時候的我過得怎樣？還有，我現在對爸爸的印象是什麼？我爸爸死了之後，媽媽怎麼樣？

我非常清楚他需要一個空間去瞭解他去世之後的光景——他的太太、兒女是如何面對他們的生命及生活的——所以他透過詢問我，希望我能夠談論有關這一塊沒人與他談的事。

我很誠實地分享我的經驗。同時，我也適當地反問他。

我說：「你希望你去世之後，而你的孩子也長大後，他們會怎樣對別人說起你，或形容你？」

他說：「我希望他們會說我是一個很沉著、很酷的爸爸。」他說到這裡，我完全明白了。

我對他說：「我終於完全明白你不說話的原因。你不想要讓他們覺得你很難過，因為你希望他們記得你永遠是一個很沉著、很酷的爸爸。」

他流下眼淚，點頭。再次閉上眼睛。我說到他心底深處。

對於一個準備去世的爸爸，能夠為孩子做的，除了留下一個好印象給孩子，還有什麼？

John爸爸，你真的是用心良苦了！如果孩子和太太知道的話，他們也會像你一樣傷心的。

有了共鳴，少了痛楚

他岔開話題，開口問我：「你有沒有想過要自殺？」

我誠實地說：「有。我曾經在中學時、大學時和剛畢業時，有過三次的自殺念頭。有一次，我已經計劃好一個意外。在進行大約十多秒之後，我沒有勇氣這樣了斷自己的生命。我放棄了自殺。」

他再次睜開眼睛對我說：「對你來說，那一定很痛苦！」

我順勢，打開我的右手手掌對他說：「對你來說，那一定也很痛苦！」

他愣了一下，放下長久擱在他額頭上的右手。

他看著我，笑了。我看著他，也笑了。我們一同笑。

他繼續笑。我當然不吝嗇地繼續回應我的微笑。他笑出聲音，不過不大聲，畢竟身體已經很虛弱。

人，活在這一生中，有許多的痛，包括生理的痛、心理的痛、情感的痛、經濟的痛、靈性的痛、存在的痛等等。許多人透過尋求宗教、心靈治療、哲學、教育、藝術、科技等等不同的方式來尋找答案。

有些痛是可以痊癒的。可是教人難過的是，有些痛是無法痊癒的，甚至沒有答案。

人為何活在世上？活在世上，為何要面對痛苦？為何要面對死亡所帶來的煎熬？為何一定要讓人嘗到生離死別的苦？這些人生大課題，是沒有辦法透過人間任何外在的團體尋求到答案的。

它，沒有絕對的答案。可是，它卻可以讓你去定義它、詮釋它、給它一個意義。

有時候，你找到了痛苦背後的意義。可是，你會發現你給的這意義，在死亡跟前，依然顯得多麼的無助與無知。往往，你以為你找到的答案可以安撫你的痛苦，殊不知，這個答案卻不斷地把你的痛苦往外蔓延、擴大。

我相信否極泰來，也相信樂極生悲。我相信痛苦到極點的時候，一定有一個轉捩點。同時，我相信快樂到一個極點的時候，也有一個轉捩點。我們不可能永遠活在全然的痛苦或全然的快樂裡面。

只要我們持續活在這個世上，我們就一定要在這段路程裡，經歷許多不同擺盪在快樂和痛苦之間的經驗。

我很喜歡我和John對笑的那個剎那。那是一個很深層次的共鳴。

當兩個物體放射不同頻率電波之時，這些電波會在某一個點上有一個和諧的交界。這個交界點被稱為「共鳴」。

這是我在大學念化學工程時學習到的知識。

這個道理可以用在我和John的對話上。John放射出他生命裡所帶給他的感受和思維。我同時也放射出我生命裡所帶給我的感受和思維。

在這個過程裡，我們沒有企圖尋找那一個共鳴點。

當雙方一開始對話的時候，那個頻率非常的緩慢，因為只有一方在說故事。當我決定開始說出我的故事的時候，那個對話頻率開始波動。

兩個故事不斷交叉、碰觸，找出了共同點，來持續連接；找出了差異點，來闡明自己。

直到我們兩人相繼說：「對你來說，那一定很痛苦！」我們找到那個點了。那個地方叫做「共鳴」。這個共鳴點是可遇不可求的。

這個共鳴點可以讓我們接納「人生許多的痛苦是沒有答案的」這回事。這個共鳴點可以讓我們覺得我們的痛苦是普同的。誰也沒有比誰可憐，誰也沒有比誰幸運，這個共鳴點讓我們發現，共同面對苦難是比獨自面對苦難幸福。

苦難，其實不需要任何宗教、哲學的知識來插手。其實只需要心與心連接。當下，那個痛，就沒有那麼痛了。

這真的是很有意思的一次對談。

開放自己，接納對方

我和John持續相望，笑看彼此，良久。

我們開始閒聊。

他身體的痛，沒有因此而減少。可是，他不再皺眉頭，也不再閉上眼睛。

他對我說：「除了我的牧師，你是我生命中第二個可以和我談這些話題的人。」我說：「如果我願意陪你走完最後這一段路，你是否歡迎我這個陌生人？」

他連忙說：「永遠歡迎。」

我們再聊了一些。我和他緊握著雙手，道別，因為，我們都不知道這會不會是第一次見面，也是最後一次見面。

我站起身來，答謝他，給他一個鞠躬，感謝他讓我擁有這麼棒的對話。我感謝他。

走出長廊，看到醫生。他問我：「你看了John沒有？」

「剛看了。」

「我問他『你憂鬱嗎？』他說沒有。」

我說：「他剛才第一句話回應我：『我很沮喪。』」

「你怎麼問？」

「這些日子以來，你是如何面對的？」

醫生說：「為什麼他對你說，而不對我說？」

「當然啦！你這樣問，誰願意回答？」

「有什麼分別，都是問題，直接回答我們就是啦！」

「老天啊！不一樣的！」

我解釋給醫生聽。

「你憂鬱嗎？」這是一個封閉式問句。

對方只有兩個答案——「是」，或「不是」。

就好像你問：「你要吃蘋果嗎？」我只能夠回答我要吃蘋果還是不要吃蘋果。你沒有給我回答我要的選擇。你拿走了我的自主權。

「這些日子以來，你是如何面對的？」這是一個開放式問句。對方可以用他自己的方式回答。我不是要關心他的憂鬱而已。他對我說什麼都可以。我把他的自主權還給他。

就好像你問：「你想吃什麼？」我可以回答任何一樣我想吃的東西。不見得一定是蘋果，也不見得一定是水果類。

說完之後，我專心地快速完成我的報告。醫生咬牙切齒地拍拍我的肩膀說：「解決了。」有時候，我就是那麼地令人又愛又恨。

當天的對話之後，John明顯地放下了他的心事。據說，當天晚上他和他的家人有了另一次的有關離別的對話。第二天，他進入昏迷狀況。兩個禮拜後，John去世了——他在一種很安詳的狀態下離開人間。

他的太太和兒女也在很接納的心情之下完成他的後事。

雖然他已經離開了，不過我深信他給予孩子的愛，足以讓孩子繼續活下去。就

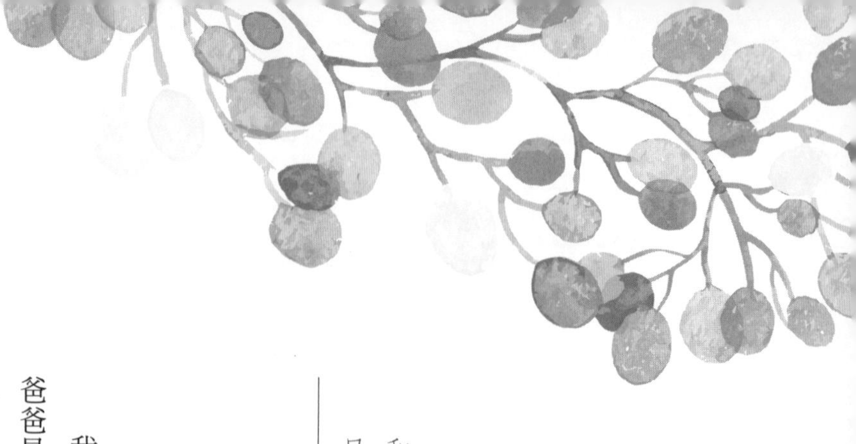

「因為你，他走得很安詳。」

和你見面後，他最明顯的改變是回來後告訴醫生他不要再接受任何的積極治療，他只要確保自己不疼痛……

我接到一名女士從馬來西亞怡保撥到新加坡慈懷病院的電話，對方說：「我的爸爸是末期肺癌的病人，他拿著放大鏡一口氣閱讀完你的《陪你到最後》後，要求我帶他去新加坡見你，請問我可以安排他和你見面嗎？爸爸說一小時就足夠了。可以嗎？」

慈懷病院沒有前例，我也不曉得如何拒絕。三天後，看起來滿健壯的老先生，千里迢迢地從怡保來到新加坡，坐在輔導室裡和我對話。

吃藥・嗎啡・去世

「我只有三個問題，不會耽誤你太多時間。」老先生開門見山，非常通情達理的他只要求一小時的面談。

「請儘管說，老先生。」

老先生說話非常精簡，他問出的第一道問題是：「是不是所有癌症病人去世都會痛死？」

「不是的，老先生。慈懷病院提供的服務是治療不適症狀及管理疼痛。我的經驗告訴我，不是所有病人去世前都會處於疼痛狀況，百分之八十的病人可以在他們承受得住的疼痛下離開，不會有太劇烈的疼痛。」

「那些藥物是不是可以不用吃？」這是他的第二道問題。

他的女兒適時地加入我們的對話，她告訴我她父親不喜歡吃藥，所以拒絕吃任何藥物。

我回答：「是，也不是。要看你本身是接受療癒性的治療，還是安寧緩和療護。如果管理疼痛對你來說很重要，你就需要吃能夠減輕疼痛的藥物。這些藥物不會延長或減短你的壽命，你需要和醫生詳細報告你的疼痛狀態，讓醫生不斷地調整疼痛的藥物。有時候，藥物需要每天調整，因為我們身體的癌細胞每天都在擴散，所以醫生要像個偵探似的保持追蹤，所以，不要因為醫生每天問同樣的問題而覺得很煩，你表達得愈清楚，他愈知道該怎麼給你恰當的藥物。」

延伸第二道問題是：「吃嗎啡是否會上癮？」

「我從來沒有看過一個病人會對嗎啡上癮，除非對方有吸毒的前科，他們才會對嗎啡藥物起貪念。大部分的病人身體不痛後，都會要求醫生減少嗎啡的藥量。」

老先生的最後一道問題是：「是不是所有人去世前都要急救？」

「老先生，這要看病人的死因而決定。每一個人都有自由意志選擇自己是否要被急救，所以，醫院不會阻止，也不會反對。如果是意外如車禍，因急救而獲救的機率很高；可是，若是患癌加上癌細胞已侵襲身體各部位，不管男女老少，以我目前看到的情況是，因急救而活過來的機率是零。」

「最終，是不是可以住在醫院？」這也是他的疑惑。

「我不是很熟悉怡保的狀況，你需要回去詢問。在新加坡，有些醫院床位叫做Palliative Care Unit（PCU），可以讓臨終病人入院；此外，還有慈懷病院（Hospice），可以讓病人入院直到去世。」

滿頭白髮的老先生很相信我說的話，他認真思考也用心聆聽。離開前，他說：「我們希望可以看到你回到馬來西亞服務。謝謝你，以量。」

後來，他吩咐女兒捐一筆款項給慈懷病院，以示答謝。

安詳離世

一年後，我回去怡保演講，再次遇見他的女兒。

她說：「爸爸去世了，他是在家裡去世的，還要求家人在身邊陪伴他。和你見面後，他最明顯的改變是回來後告訴醫生他不要再接受任何療癒性的治療，他只要確保自己不疼痛。所以，他從當初拒絕吃藥轉變成後來自動要求吃止痛藥了。他很聽你的話，謝謝你，因為你，他走得很安詳。」

「以後，你有什麼需要的話，一定要找我。謝謝你。」她很感激地握住我的手說了這番話。

我的腦海裡突然閃過老先生和我說的最後一句話。

「老先生，我會回來我的國家為這裡的人民服務的，祝您安息。」我在心裡默念道。

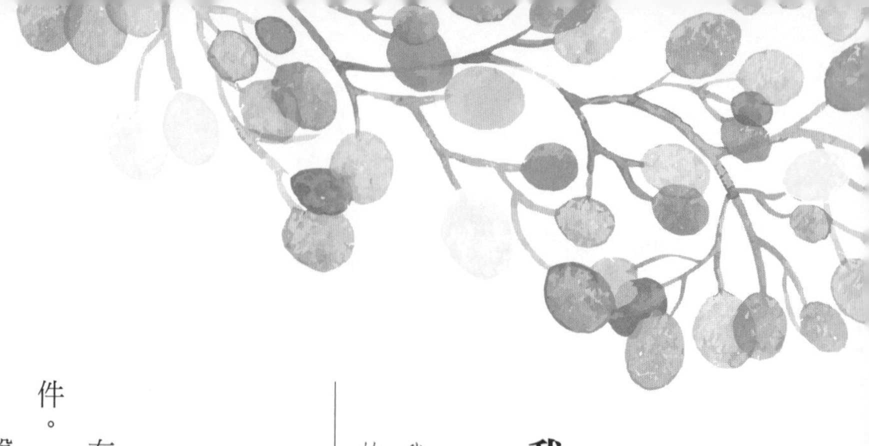

我是自己的爸爸（小巨人／上）

我在七歲的時候就已經知道我爸爸是不可靠的。我必須要很堅強。我需要解決自己的、妹妹的還有媽媽的問題……

在慈懷病院的一個早上，我和醫生、護士們一同開會，討論有關居家服務的案件。

醫生說：「上個禮拜，我和他談了很久。他是一個憤怒青年。二十五歲。爸爸、媽媽、妹妹還有他，四個人住在一起。爸爸是計程車司機、媽媽是咖啡店工人、妹妹是售貨員、病人是工程師。一畢業只做了四個月的工作，就被診斷患上無法治癒的淋巴癌。已經接受兩次化療，準備進入第三次化療。」

護士也隨著說：「我上個禮拜去拜訪他，是被他罵著離開的。」

聽著醫生和護士的陳述，我心裡清楚知道：憤怒是面對失落的反應之一。我想他內心有許多還未處理的失落。

醫生對我說：「以量，你就接下這一個案件。」

我從醫生手上接下文件，稍微翻閱資料。

年輕的工程師？僅有二十五歲？只剩一年壽命？憤怒青年？那是一個怎樣的生命遭遇？

這樣的資料、這樣的對話，在會議結束後，仍不斷地盤繞在我腦海裡。

需要病情以外的關心

第一次家訪，為我和護士打開大門的是他的媽媽，他坐在大廳的沙發上。

我稍微打量他——身體高挑消瘦、背部略駝、雙眼無神，他戴著一副眼鏡。

第一次見到我們，他懶得跟我們握手。

護士一口氣問了他許多問題。

他不客氣地對我們說：「你們這些人只會問我：『你好嗎？你感到憂鬱嗎？你

會痛嗎？』」

他繼續說：「難道沒有其他問題可以問嗎？問這些問題，你們知不知道很多餘?!」

我連忙回應：「我聽到你心中對我們問千篇一律的問題而生氣。那麼，你希望我們坐在這裡問你怎樣的問題。」

他想了一想，說：「最好……什麼也不要問。」

我說：「好，我們就設定一個新的規則。我不會問你有關病情的問題。如果我問的話，請你痛快地罵我，可以嗎？」

「好，不要再問那些問題，還是有很多可以問的。」

我也同意他的說法。不要時時刻刻都當病人是病人來看待，除了扮演病人的角色，他也是一個有血有肉的人。

我回應：「好的。我們的家訪大約是一個小時左右，你現在要談什麼？」

「隨便你。」

我說：「我從醫生口中，知道你是工程師。你是哪一個領域的工程師？」

他看著我：「化學工程師。」

我說：「這麼巧，我以前也是化學工程師。」

兩人共同的話題打開了。

有關化學工程的知識，我一言，他一句，爭先恐後地表達自己對化學工程、物理概念的看法。

第一次的家訪，我們完全沒有談及臨終關懷的話題。一旁的護士也無法搭上話題，只好和他媽媽在廚房聊天。

我們離開之前，他對我說：「沒想到，你這個社工竟然曾經是工程師。你很明白我的頭腦是怎麼運作的。我說的話，你都聽得懂。你知不知道，我身邊的人都聽不懂我在說什麼。」

「既然我這麼聽得懂你在說什麼，那麼我可以每個月都過來拜訪你嗎？」

他二話不說：「歡迎，歡迎。」

我從沒想過，我過去的工程師背景，竟然可以在臨終關懷領域裡派上用場。生命巧妙的安排，真有意思。

沉重而憤怒的責任

第二次家訪，我們的話題依然環繞在化學工程、邏輯思維、科學知識等等。

我不強迫他談其他課題，我知道要建立一段具有心理輔導性質的關係，需要先建立一個信任及舒適的環境，我需要讓病人先做他自己。

第三次家訪，我們的話題依然停留在ＩＱ測驗問題。

他考驗我的ＩＱ程度，給了我五個ＩＱ問題。有其中四個，我當下就能夠回答。最後一個，我花了兩個禮拜的時間，也無法回答出來。

那需要推理和邏輯的想像。

第四次家訪，他得意洋洋地解答那一道ＩＱ題，我才恍然大悟，不得不欽佩他所解答的方式。

這一次的家訪，他也為我打開了心中的一扇門：「我可以談談我的家庭。」

他決定讓我更靠近他一些。

我們的輔導關係，終於可以開始了……

被迫長大的孩子

他說：「我爸爸愈弱，我就要愈強。我不得不保護我媽媽，還有我妹妹。你只見過我三次，談了三次。比我爸爸和我一年的對話還要多。

「你就知道我跟我爸爸的關係有多麼的疏遠。我有一次在他面前發洩。我告訴他：『你不是一個好爸爸！』

「他大聲地對我說：『我是一個好爸爸！』

「我大聲笑他，問他：『你告訴我：我的生日日期、媽媽的生日日期、妹妹的生日日期、我是念什麼畢業的、我患上的是什麼病。』

「他沒有一個答得上。這樣的爸爸是一個怎樣的爸爸？所以，很多時候，我是自己的爸爸！」

我看著他很激動地對我說了這番話，終於明白他的怒氣為何總是源源不絕！那些憤怒的源頭來自爸爸，因為他從小到大對爸爸的期待有太多的落空……

「謝謝你願意告訴我這一些。我知道這一點都不容易說出來。坦白說，我發現你不只是你自己的爸爸，你也是你妹妹的爸爸，你媽媽的爸爸，甚至是爸爸的爸爸。你本來以為自己當了工程師，就可以讓這個家庭好轉起來。可是，現在你竟然生病了……」

「其實我在七歲的時候就已經知道我爸爸是不可靠的。我必須要很堅強。我需要解決自己的、妹妹的還有媽媽的問題。我要保護這個家庭。」

我眼前的年輕人因為有一個失去功能的爸爸而被迫強大起來。

堅強的特質剝奪了他的童真，他逐漸變成一個小巨人。

他不輕易相信人，尤其是男人；而搖身變成了一個尖酸刻薄、說話不饒人、攻擊性特強的人。

可是，有多少人能看得出這樣的小巨人，全是童年創傷造就而成的？

「你真的很瞭解我。」

我問他：「你曾經和別人談過這些嗎？」

他搖頭給我一個苦笑的表情：「誰懂？」

「怎麼說？」

他說：「我跟別人互動久了之後，會知道別人的思考模式是什麼。他們想什麼，他們會怎麼做。所以，我很容易知道別人要什麼。很多時候，別人的難題我可以扛起來。我知道他們要什麼。可是，我的負擔他們無法承擔，因為，他們根本不知道我要什麼！」

我說：「這樣的人，通常都是很孤單的。」

「是的，我很多時候都是很孤單的。我一直覺得我來錯了這個世上。我不應該來這裡的。」

我點點頭。

他反問我：「你應該也很孤單吧？」他好奇我的內心世界。

「你從哪裡看得出我也很孤單？」

「一個不曾孤單的人，是不能夠體會我的孤單的。你很瞭解我，我知道你在某個層次上，也是很孤單的。」

我不回應。我們兩個笑了起來。為孤單而笑。而那笑聲，一直蔓延到他家的大廳。

去找愛自己的源頭

在一個沒有太多父愛家庭長大的孩子，內心可想而知，像一個充滿憤怒的高壓氣鍋，隨時可能爆炸。

其實那憤怒需要愛的轉化、需要體諒的陪伴。

我並不意外，很多作為父母的大人也曾經是一個受傷累累的小孩。所以，他們不知道如何去愛，更不要說去教導孩子如何接受愛、付出愛。

站在死神面前，家裡本來存在多年的問題，會被突顯得更大。

這個時候，其實就在測試我們內在有多少愛的能量去承受這些。

死亡還未來臨之前，我們需要有足夠的勇氣去愛自己、愛別人。那麼憤怒的能量才能被轉換、被放下。

我笑著對年輕人說：「當孤單漂流到盡頭，我們會找到愛自己的源頭。不要抗拒孤單，祝福你。」

握手，我離開他的家。
嗯，真有意思的一次家訪對談。

堅持到底（小巨人／下）

在面對苦難的過程中，若能尋獲意義，再苦，也能撐下去的。畢竟，苦難是一種提煉生命的禮物……

一天早上，我去中央醫院拜訪這位年輕工程師。

他剛開始第三次化療。這一趟化療預計會把他身體所有的骨髓細胞都殺光。而化療結束後的第二十一天，院方會把當初所抽出的骨髓放回體內。這是攸關性命的療程，他必須被隔離在單人病房。

進入他病房的程序是這樣的：先打開第一扇門，然後洗手，戴口罩，把所有隨身攜帶的東西都放在第一間房內。然後才允許打開第二扇門，走進病房。

我看到他獨自躺在病床上。

病房擺設簡單：一張床、一架電視機、一台手提電腦，還有他媽媽為他帶來的一尊佛像唱機，不斷唱出「阿彌陀佛」佛號。

今天太陽高照，百葉窗正好讓熱烘烘的陽光照進來。小巨人的頭髮已經全部脫落，臉色因此顯得更蒼白。

眼前這個正值壯年、前途大好的成年人，身體慢慢地被癌細胞和化療折磨到不堪一擊的田地。

為何爸爸不像爸爸？

他看到我，淡淡地說一句：「你來了。」

我坐在床邊說：「嗯。我沒有事先打電話通知你。剛才在國立癌症中心開完一個會議。我碰碰運氣，看你在不在。」

他說：「我肯定在這裡，我要待在這個房間二十一天，預計下個星期開始，會發燒一週。」

我和他話不多。因為前幾次家訪所建立的信任，他今天嘴裡重複幾次的一句話是：「我心裡最大的創傷來自爸爸。」

針對這一句話，我繼續問他：「什麼時候，你開始對爸爸失望？」

他想也不想：「七歲。」

「為什麼是七歲？」

「那時我開始懂事，我才知道別人的爸爸不是這樣的。我開始瞭解什麼叫負責任、承諾，還有信任。這些最基本的條件，我爸爸都沒有。」

他問我：「你有聽過窮爸爸和富爸爸嗎？」

我聽過，我點頭。

他遺憾地說：「如果我的爸爸當初有幫我買保險的話，我就不用擔心現在的經費。你知道嗎？我是和我朋友的爸爸商量我的病情的，那不是我的爸爸。」他長嘆了一口氣。

他也拿他自己和好朋友來比較。

他朋友在五年前病重時，完全不用擔心經濟問題，而且父母全程陪伴。而他的爸爸，不但沒有辦法做到如此全面，就連他現在患上什麼癌症也都不知道！

他繼續說：「他做不到的，沒關係，我來做。一直以來，都不成問題。可是，現在我沒有辦法做到了。將來我更沒有機會去做。」

眼前的小巨人說到這裡，哭了。

我允許他。安靜地聽他說出心中對爸爸壓抑已久的失落與悲傷。

堅強不代表韌性強

他用右手拭去眼淚時，我說：「所以，你不只是生氣爸爸，也很傷心自己慢慢地失去保護家庭的能力，現在反倒成了媽媽和妹妹的負擔。心理的痛比生理的痛更痛。」

他看著我，點點頭。

我停頓了一下，再問：「當你知道自己患上末期癌症後，你是怎樣應對這麼多難題的？」

他說：「我見招拆招。就像打架，你不知道死神會出什麼招數，不過你自己要懂得及時拆招。所以，我的意志要很堅強，非常堅強。」

他繼續說：「我爸爸弱，所以我要強。我幾乎是爸爸的另一極端。只要他有的性格，我就沒有；只要他沒有的，我全部都有。」

「可是這需要付出很大的代價。」

他明白我的意思。他說：「我常告訴自己不要再這麼堅強了。再這樣強下去，我會瘋掉的。」

我解釋給他聽：「對我而言，小草是強過大樹的。強風一吹，大樹倒下，連根拔起。可是小草並沒有被大風影響絲毫。小草的強來自它的韌性。」

允許堅強、流淚

他聽進去，問了一個問題：「如何從大樹變成小草？」

我鼓勵他：「非常好。你問出一個很好的問題。那個答案應該也會很精采。我相信你是有能力找出答案的。繼續問自己，直到你找到你的答案為止。」

他想了一想，雙手抱著雙腳，把身體蜷縮在病床上，用很冷的眼神看著我，說了一句令我的心抽了一下的話：「我也不想這麼強。如果我的生命只為了自己，我很久以前早就想死了。」

我伸出我的左手，搭在他的肩上。

他繼續說：「我不怕面對這些痛苦。我只是害怕面對這些痛苦之後，沒有好的結果。……（沉默幾秒）……我無法忍受痛苦背後沒有意義。」

他把身體縮得更小了……

而我，能夠如何回應這樣的問題呢？

沉默充塞著整個病房。我們倆都不知道這個痛苦的背後是否有積極意義的存在。

一會兒，他說：「下個星期五，是我的生日。我不想這樣度過我的生日。」

「如果有選擇，你想要怎樣度過今年的生日？」

「算了啦！反正我在一年級之後，就沒有再慶祝生日了。」

我不勉強。我們就這樣你一句，我一言，談了許多。

憤怒的背後，全是傷痕累累的過去

最後，在我離開時，他說：「好久沒有在別人面前掉眼淚了，也忘記什麼時候，我掉過眼淚了。」

我拍拍他的肩膀說：「謝謝你告訴我這麼多心事。我知道這些一點都不容易。」

他說：「謝謝你才是，可以的話，請多來。」

我站了起來，說：「好的，你保重。」

雖然他今天看起來非常疲憊，可是他卻願意不斷地和我說出心中話。回想當初，他拒人於千里之外，如今卻不斷地允許我探索其內心世界，成了很大的對比。憤怒的背後，全是傷痕累累的過去。

而我每一次和他談話，總像攀登山嶺，愈攀愈高；每一次看到他內心世界的風景，也總覺得愈來愈寬大。

別靠奇蹟，靠堅毅

星期五是他的生日。那天下午五點整，我去新加坡中央醫院再次拜訪他。他依然被隔離在那間單人病房。

我洗了手，戴上口罩，手裡拿著那本我把去年在《中學生》月刊撰寫而結集成書的十個臨終關懷故事送給他，作為生日禮物。

我在卡片上寫了一句話：「小巨人：生命的成長不靠奇蹟，而是堅持到底。祝你生日快樂。祝福你。以量上。」

我打開房門，看見小巨人的臉色更差了。他的眼袋發黑，無力地躺在床上。看來化療副作用已經開始產生。他完全沒有力氣和我說話，只是戴著氧氣罩看著我。

我對他說：「生日快樂。」

他很小聲地說聲謝謝。

我把禮物放在桌上，待了不到五分鐘後，我說：「我走了。我不想把外頭的細菌帶進來給你。你保重。我下個禮拜再來看你。」

他很用力地擠出笑容，點點頭，揮揮手。離開前，我也揮揮手，伸出我戴著塑膠手套的手和他的雙手握得緊緊的。

我帶著很複雜的心情離開病房。

倘若你閱讀這篇文章也覺得沉重，可想而知，小巨人的心裡需要有多堅定的心志，才能獨自面對排山倒海而來的，與生死搏鬥的片刻。

當天晚上，我在家裡寫著日記，想到他住在那冷清的病房裡頭，自己一人度過那些令人難熬的、毫無聲息的夜晚時，不禁要敬佩他在苦難中尋找成長的精神。除了心疼他的遭遇，我佩服他抵抗苦難的毅力。

其實面對苦難並沒有什麼好可怕。在面對苦難的過程中，若能尋獲意義，再苦，也能撐下去的。畢竟，苦難是一種提煉生命的禮物。

我相信如果一個人一下子遭遇這麼多，受了那麼多的考驗，那一定有其意義。

祝福你，小巨人，希望你在患病中尋獲意義。也祝福我的讀者們，深深地祝福你們。

面對苦難不靠奇蹟，請堅持到底。

站在死神面前，家裡本來存在多年的問題，會被突顯得更大。這個時候，其實就在測試我們內在有多少愛的能量去承受這些。

死亡還未來臨之前，我們需要有足夠的勇氣去愛自己、愛別人。那麼憤怒的能量才能被轉換、被放下。

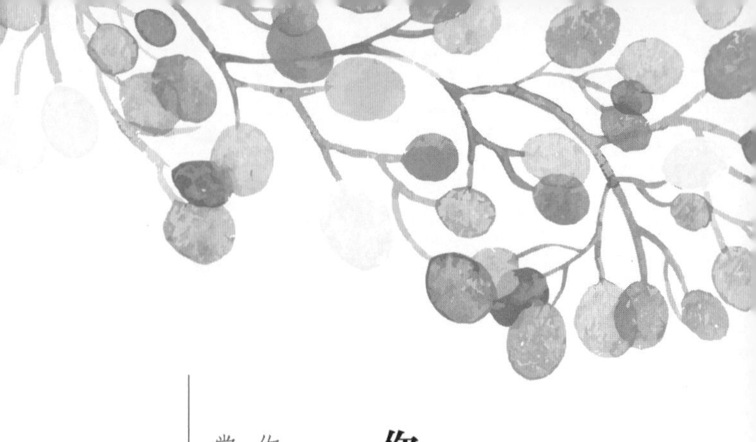

你只能夠對今天的自己生氣

你不能夠生氣整個的自己，你不可以抹殺自己在這幾個月付出的努力，你的太太非常感激你的付出。記得嗎？這是她曾說過的……

傍晚時分，我從計程車裡跳出來，趕緊往醫院急診室的方向衝去。

一踏進會議室，我就看到病人的丈夫正把他的頭顱往牆壁撞去，他的大兒子無法阻攔父親自殘的舉動。

我連忙阻止他，請他坐下，讓他哭喊。他不斷地對小女兒哀嚎：「為什麼你要送媽媽進醫院？為什麼？」

眼神惶恐的小女兒安靜地蹲在角落。這兩個不超過十八歲的孩子顯得異常無助。

因為意外，所以生氣

急診室內，女病人正被急救中。

安寧團隊照顧這位末期腦癌的女病人長達半年，留職停薪的丈夫無微不至地照顧她長達三個月。最近兩個星期，由於她的病情達到穩定狀態，所以丈夫打算回去上班。

當天早上，女病人不讓丈夫去上班，可是丈夫見她沒有什麼疼痛，便上班去了。當天中午，女病人呼吸困難、手指與腳趾發黑、嘴唇發紫，她喊了一聲後就休克了。慌張的小女兒第一時間不是通知父親，而是致電給救護車，救護人員在家裡急救病人，送她進急診室，插進氣管內管及無數針管。

而女病人之前萬分的叮嚀是：「我非常不願意被急救，希望自己能夠躺在家裡的床上去世。」當初她的母親在醫院被急救後，昏迷了兩個星期就去世了。昂貴的急救費用增添了家人多年的經濟負擔，所以，這是她最不想要看到的，可是，卻發生了。

從辦公室趕去急診室的丈夫歇斯底里地哭喊著。他不斷地重複：「我今天真的不應該去上班，我應該留在家裡陪著她！」

然後又看著女兒大聲叱罵：「為什麼你要送媽媽進來？你難道不知道她不要被急救？為什麼？」

我給他遞上紙巾，允許他不斷地自責，也責怪女兒，甚至允許他用手打自己的頭。因為發生了無法預期的事情，我們都需要表達傷心和憤怒。

別氣整個的自己

醫生走進會議室要和他們對話。我回應道：「暫時還不能，請多給我們半小時。」

情緒激動的他安靜下來後，我請孩子給他遞上一杯溫開水。病人的丈夫對自己的異常舉動感到懊悔，他知道儘管太太被救回來，但她的病情已經無法再有任何療癒性的治療了。急救只是增添病人的痛苦，以及經濟的負擔。想到這裡，他再次責怪自己疏忽。

情緒反覆了一個小時後，內在龐大的負面思維完全被表達了，他才能安靜下來。

我說：「在醫生還沒有進來之前，我可以說幾句話嗎？」

「嗯。」

我緊握著他的雙手：「我無法阻止你對自己生氣，不過如果你真的要生氣，你只能夠對今天的自己生氣，你不能夠生氣整個的自己。你不可以抹殺自己在這幾個月付出的努力，你的太太非常感激你的付出。記得嗎？這是她曾說過的。」

他安靜地聽我說話。我繼續說：「所以，待會兒我們需要和醫生做一些決定。你可否把你對今天的生氣暫時放在一旁？」

他點頭說：「嗯，可以。」

看到他露出堅定的眼神，我知道熟悉的他回來了。我們只用五分鐘完成和醫生的會談。他冷靜地做了一個決定：不要再有任何進一步的檢查，以隔天的狀況來決定是否要讓太太回家。

我在一旁鼓勵他：「你做得很好。」

醫生離開會議室後，我再問他：「你知道自己做了什麼決定嗎？」

既疲憊又虛脫的他說：「我不知道，你可以說給我聽嗎？」

「好的，你看著我。」

我再次握住他的手，重複他所做的決定，然後要他重複說給我聽。直到他說對內容，我才停止對話。

離開病房前，一位值班的護士問我：「你是哪家慈懷病院的？你服務了多少年？」

我微笑說：「我從事輔導已經十六年。」

「謝謝你。」

「不客氣。」我們彼此鞠躬道謝。

站在計程車招呼站前，手錶顯示晚上九點整。我的肚子好餓，這下，終於可以下班吃晚餐了。

當病人看到了我們看不到的……

有些病人曾經看過有翅膀的菩薩、會說福建話的天使、坐在沙發上的小孩、一群餓鬼撿食等等。不管是怎樣的畫面，身心靈保持寧靜是很重要的……

今天早上，我和醫生一同在慈懷病院裡巡訪所有我們照顧的病人。

二樓一號病房的老先生告訴我們，他昨晚看見房裡有好幾隻白色的兔子在空中飄遊。不相信異象存在的醫生向我解釋說：「這是病人的譫妄現象。」

二樓八號病房的老太太也告訴我們，昨晚凌晨，她見到房內有一隻棕白色的兔子在空中飄遊。她問醫生：「我是不是快要離開了？」

走出房門，醫生依然向我解釋說：「這是病人的譫妄現象。」

走進三樓三號病房，一位中年男性病人躺在床上告訴我們：「我昨晚看到一些東西……」

我忍不住插嘴：「是不是看到兔子在空中飄？」

病人回答：「你怎麼知道？」

同樣的畫面不約而同地發生在不同的病人身上，醫生頓時語塞，無法再用科學角度向我解釋此現象。

異象出現，病人惶恐

由於這些異象並沒有給病人們帶來太大困擾和恐慌，所以我們都沒把此事放在心上。

可是，走進下一間病房時，這位女病人對我們說：「我昨晚看到一群兔子在飄。」

同樣的兔子群昨晚出現在四間病房裡！

我從她的眼神看到困惑，還有恐慌，我忍不住問：「昨晚這些兔子除了飄遊空中之外，牠們都在做什麼？」

「牠們不停地攻擊我、咬我。」

「牠們怎麼咬你？」我不放棄，繼續問。她示出她的右手，我看到手臂有兩、三塊瘀青。醫生希望我停止對話，因為他不相信。我還是追問：「你願不願意對我多說一些？」

女病人說，她昨晚深夜先看到兔子在空中飄遊，然後逐漸變成黑影咬著她的右手臂。不管她怎麼甩，都甩不開那幾團黑影。最後，病人看到一道白色的微光切開牆壁，照射在她身上，黑影迅速離開。

我問病人是否還會害怕今晚看到兔子。

她坦言自己已經吩咐兒子今晚在病房陪伴她。當我們清楚瞭解她有能力去面對這畫面所帶來的恐懼之後，我們才離開病房。

關心身心，解除恐懼

由於兔子同一晚出現在四間病房裡，我們一群社工和護士在午休時，圍繞在一起，你一言、我一句地聊個不停。我們這一群受過專業訓練的醫療人員開始分享病人們曾看過的畫面。有些病人曾經看過有翅膀的菩薩、會說福建話的天使、坐在沙發上的小孩、一群餓鬼撿食等等。

不同的病人看到不同的畫面。我想，不管是怎樣的畫面，身心靈保持寧靜是很重要的。對於這些異象，我建議陪伴者嘗試以下三種做法：

第一、在生理上，臨終前，病人的身體器官會逐漸衰退，譬如肝臟、腸胃無法正常運作，造成病人便祕，無法排毒。由於身體的毒素過量，會導致腦部產生譫妄，眼睛看到異象。醫生開出適當的藥物，家屬確保病人每天都能解決排便的問題，就不會看到這些幻覺。

第二、在心理上，一些臨終病人內在的遺憾及未了的心願也會在此時顯現。譬如：看到已逝多年的兒子出現在病房。請不要避開不談，我們可以和病人當作普通話題對談。詢問病人看到什麼、聽到什麼，甚至鼓勵病人和對方對話、說出他心中多年不曾向對方說出的話。讓病人知道，雖然我們無法看到他所看到的，不過我們願意給予陪伴，來解開他心頭的結。

第三、在宗教上，有一小部分的病人會看到冤親債主前來討債，通常這一群病人的心中都會升起莫大的恐懼。有宗教信仰的陪伴者可以嘗試避免用教義來矮化對方的生命。我們可以先陪伴病人走過內心的恐懼面，然後再讓病人自行決定他想用哪一個宗教的方式來解除恐懼。

從事六年的安寧服務，這是我第一次聽聞兔子飄遊異象。後來，兔子再也沒有出現在病房。不過，還是有病人陸續看到那些我們看不到的……

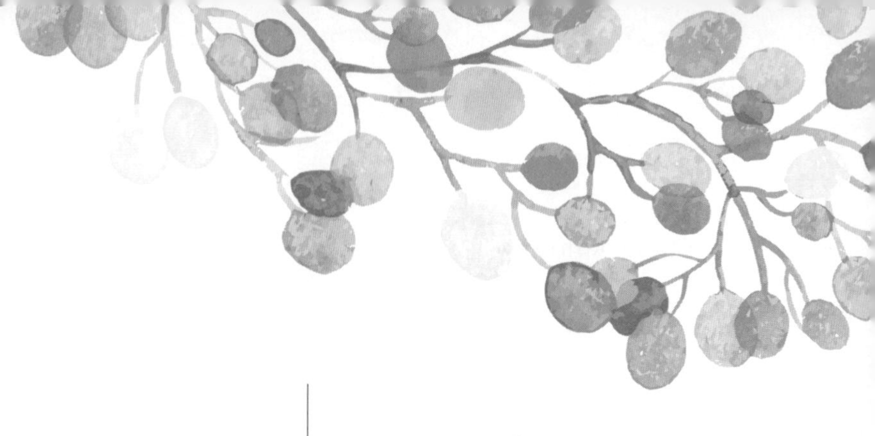

心懷慈愛，碰觸遺體

記得說話要輕聲一些。帶著慈愛的心去碰觸對方的身體，對方是可以感受得到的……

人死去之後，其遺體可以被碰觸嗎？

針對這個問題，各宗教持有不同的看法。

有些佛教徒會要求醫療團隊在其親人即將臨終前及去世後的八個小時內，不要碰觸病人的身體，所以，在那長達十多個小時的時間裡，家屬堅持不允許護士提供臨終護理，也不讓醫生做死亡診斷的檢查。

在佛教教義裡，死亡的過程是心臟先停止跳動，但不代表頭腦已停止運作，因此，他們相信意念會無形存在至少八個小時。倘若這時候去觸摸死者的身體，會讓死者產生痛苦並起煩惱心。不過，這時眾人可以齊心唱誦，死者才能離苦得樂。

一般上，我們會尊重病人和家屬的意願。

可是，在這重要的十幾個小時之內，有沒有可能發生一些突發狀況？在此，我提供以下一些狀況，讓大家思考：

一、當亡者雙眼無法闔起來時，家屬是否要眼睜睜地看著他睜開眼睛長達八小時？

二、當亡者的遺體僵硬，雙手把被單抓得緊緊時，是否要堅持讓他的身體在八個小時內維持緊繃的姿勢？

三、亡者去世前，腫瘤部位會大量出血，是否要讓血水在亡者的遺體上停留八個小時？

慈愛碰觸，生死兩無憾

我記得曾有一位病人往生後，彎著腰臥躺的遺體非常僵硬，而且雙眼還是睜開的。這樣的死亡狀態讓大家看了心裡很難過，導致家屬當初堅持不要觸碰遺體的立場開始動搖。然而，他們最終還是聽從不在現場的師父的勸告，在決定不移動遺體的情況下圍繞在亡者床邊持續唱誦八個小時。

我認為這樣的安排無法為亡者帶來善終，更無法為喪親的人帶來善生。當時我心想，會有更好的處理方法的，畢竟，不要讓亡者煩惱，不要讓喪親者悲傷，是我們本來不碰觸遺體的動機。

那一趟我去臺灣安寧療護中心實習四個月時，認識了一位從事安寧服務多年的法師。趁這難得的機會，我把這一病例說給她聽，問她如果她在現場，她會如何處理。法師給了我一個很好的建議。

她把所有的行為都解說為：「我們要清楚自己提供的服務都是為了亡者和家屬好。」只要所有行動的背後動機都是為了亡者好，碰觸與否都不那麼重要。

她的實務經驗並不太拘泥於任何儀式。她說醫療人員確認病人去世後，是會稍微移動亡者的身體，可是，他們會對亡者說他們移動他的目的。她還說：「記得說話要輕聲一些。帶著慈愛的心去碰觸對方的身體，對方是可以感受得到的。」

「這樣做，沒有其他佛教法師來挑戰你們嗎？」

她回答：「任何臨終關懷帶來的行動，都要帶著慈愛的心去做，讓大家生死兩無憾。」

回國後，我再次碰上這樣的兩難局面。一位病人的家屬叮嚀我們，當病人去世時，萬萬不可碰觸他的遺體。我們尊重病人家屬的決定。然而，病人去世時雙眼睜大，望著大家。家屬當初的立場被動搖，問我能為亡者做些什麼。

得到家屬的允許，我用兩塊棉花沾了一些自來水，一面蓋上亡者的雙眼，一面輕聲地對亡者說：「ＸＸＸ（稱呼亡者的名字），你好。我是以量。我現在準備用兩塊棉花蓋在你的雙眼上，你會感覺有點濕濕的，雙眼才會得到水分。待眼睛不乾燥時，我會慢慢地把你的眼皮闔上。我會盡量用最輕柔的力量來協助你。不好意思了，謝謝你。」

那一刻，我終於體會到當初法師對我說的：「帶著慈愛的心去碰觸亡者的遺體，對方可以感受到。」

之後，我不必用手闔上亡者的雙眼皮，眼皮就自然闔上了。家屬看到這畫面，異常感動，我們繼續為亡者持續唱誦佛號，讓他好好地離開人間。

要讓亡者得到善終，讓喪親者得到善生，我們要帶著慈愛的心靈去服務他們，而非帶著宗教的教條去糾正他們。

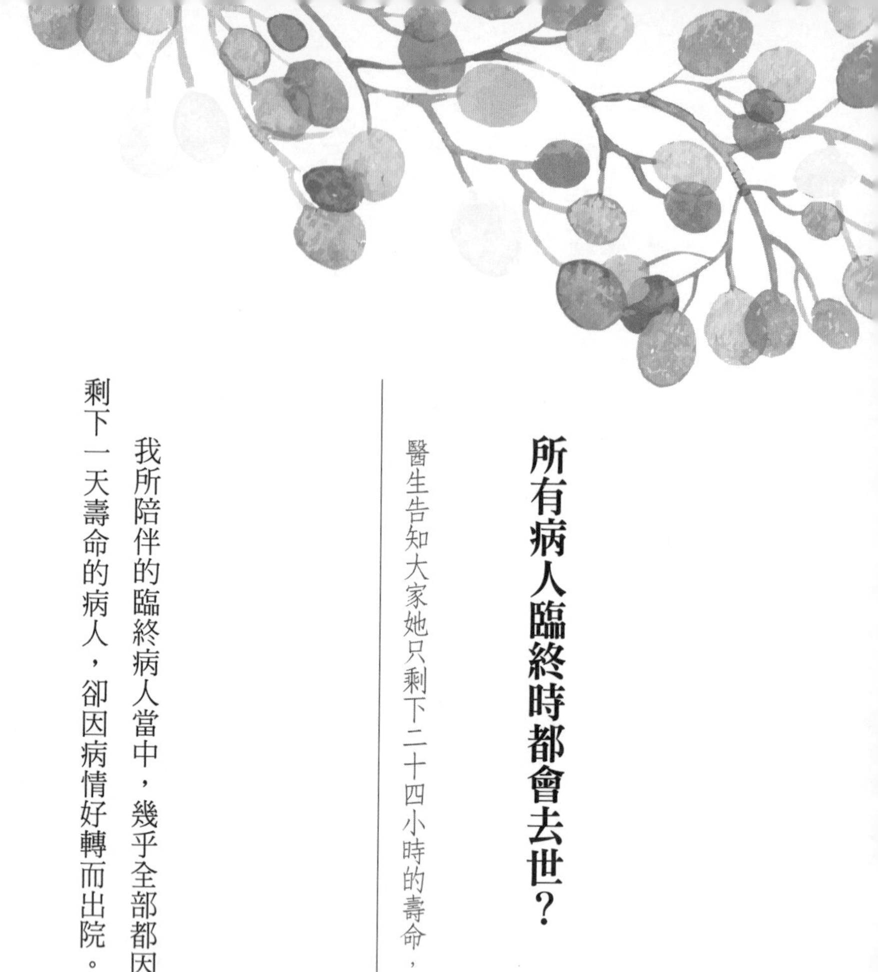

所有病人臨終時都會去世？

醫生告知大家她只剩下二十四小時的壽命，可是，一個星期後她還活著……

我所陪伴的臨終病人當中，幾乎全部都因去世而結案。只有兩位被醫生診斷只剩下一天壽命的病人，卻因病情好轉而出院。

失而復得，順其自然

第一位病人是一名六十多歲、患上末期乳癌的單身女士。醫生告知大家她只剩下二十四小時的壽命，可是，一個星期後她還活著。在沒有被搶救的情況下，她的皮膚從發黃的顏色變回正常的肉色，老太太還能吞食，院方最後鼓勵她出院。

她的妹妹慶幸她擁有那失而復得的健康，可她卻沒有太大的興奮，她只覺得能夠活著，就要惜福。

她的生活之後也沒有太大的變化，依然和老朋友打麻將，消磨時間。

四年後，她再次被送進慈懷病院，住院一個禮拜後，她離開人間。

當初肚子腫脹、皮膚發黃的過程，她被迫再經歷一次。

她笑說：「老天爺跟我開玩笑，居然要我死兩次。」

她去世後，她的妹妹對我說：「她從來就不怕死亡。死亡什麼時候來，她都接受。這是我最佩服她的地方。」

既然活下來，學習好好活著

第二位病人是一名五十多歲的男士，育有一名十六歲的兒子。他患上末期鼻癌，轉介給社工部門，是因劇烈疼痛讓他很想跳樓自盡。

我好幾次嘗試和他交談，結果都被他罵著離開病房。

有一天，他陷入長時間的昏迷，醫生告知家人他只剩下二十四小時的壽命。沒想到隔幾天，當他清醒時，他竟還能夠喝下幾口牛奶或果汁，接著可以吞食一小片水果、幾口燕麥粥。

兩個星期後，他有力氣移動手腳，每日接受物理治療。

兩個月後，他想要出院，我們繼續為他提供居家服務。

一年半後的今天，他依然健康活著。癌細胞沒有惡化。他如常開車去菜市場買菜，每天煮飯給家人吃。

雖然他脾氣依然暴躁，不過他的心靈變得柔軟。他栽種盆栽、書寫有關臨終關懷的詩詞，也和兒子談話，甚至在兒子面前落淚，表達心中的不捨。

我坦誠回應：「你愈來愈懂得生活。」他點頭同意。

「昏迷時，你有意識自己在哪裡嗎？」他搖頭。

「你聽到我們的談話嗎？」

「有些話我聽得一清二楚。那些我聽不清楚的，我知道有誰在旁，只是沒能力回應而已。」

「這一次奇蹟般地活下來，你是怎麼辦到的？」

「其實我並沒有想要堅持活下來。既然老天爺不要我離開，那我就要給自己機會活下來。我不怕死，它一點都不可怕。帶著疼痛而活，反而更難受。」

無懼生死，為愛而活

這兩宗病例現象，醫生也無法解釋。不過，我從這兩位病人面對死亡的過程裡，發現三個共同點。

第一、他們不畏懼死亡，也沒有渴求一定要活下來。這無懼與開放的心態，讓他們在過程中無須背負過量的壓力。

他們患病的心態是：期望最好的會發生，不過也要準備最壞的會出現。

臨床服務裡，我看到許多臨終病人想要完全消滅癌細胞，而做出許多過度抗癌的行為。我覺得這樣做，其實會讓他們長期處於高壓的狀態，對身體反而會造成不必要的負擔。

第二、活過來以後，他們沒有徹底改變生活形態，而是如實平淡地過生活。這提醒我必須要愛我所創造的生活，而且不斷地創造我所愛的生活，因為這兩者的生活態度同樣有意義。

第三、在陪伴這兩位病人的旅程裡，我目睹他們一步又一步地堅持調理身心。擁有強韌意志力的人未必能夠奇蹟般的活著，可是要奇蹟般活著的病人不可沒有強韌的意志力。

活著並不只是為了自己，也為了那些你所愛的、還有愛你的親友。他們倆異口同聲地說：「如果不是為了家人，我才不要承受這些痛苦。」

感謝他們的出現，雖然奇蹟是如此渺茫，不過它卻真實的存在著。

陪我一同去選棺材，好嗎？

在她的生命裡，我看到死亡這力量，是善良的……

某一個星期日晚上，我和我的義工吃晚餐，她很靦腆地對我說：「以量，找一天陪我一同去選棺材，好嗎？」

我的義工是一名患上腦癌的病人，希望我和她一同去選棺材的質料。我二話不說，立刻答應她。我不忌諱與她開始談論她的死亡。

說是討論她的死亡，其實左肩上的小天使悄悄地提醒我：「死亡並沒有分你我。」

周全規劃，泰然處之

我們就這麼開始談著她的遺體如何被安葬、她的遺產如何分配給家人、她的佛教儀式葬禮該吩咐誰處理。

我也答應她，我會上網，看一看別人如何寫正確的遺囑。我還鼓勵她要告訴家人，她的私房錢（現金）存放在哪裡。然後，其他的事務就交給我們這一群朋友。我會幫她處理一切，我篤定地對她說。

其實內心要面對即將失去的她，我有萬分的不捨。

當時，我冒險地問：「依你的直覺，這一天什麼時候會到來？」

她淡淡地回答：「快了，該是今年底吧！」

我回了一句沒有經過大腦的話：「還好。那麼，我還來得及把我的新書送給你。」

這樣的對話，我不知該怎樣接下去。說是很容易，做起來又是另外一回事。對於如何安排死亡，我還在學習。

看起來，我好像在幫助她。其實，是她給了我一個機會，去學習如何安排死亡的到來。

陪伴成了最佳的學習

說著說著，我們花了一個小時多的時間來談這件事。結帳時，她說了一句：「以量，你不是我的朋友。」

我聽不明白她的意思，給了她一個無法我解讀的表情。

「你是我這一輩子最沒有保留的知己。謝謝你。」她說的時候，一滴眼淚都沒有掉下。

反而，我眼中的淚水開始不爭氣。

對於即將失去的親友，我內心無法割捨。

我也清楚喪親所帶來的哀傷這課題，一直都是我的生命重點。有許多學習，也有許多挑戰。

看著我的義工這麼冷靜地面對她的死亡，我內心不禁給她一個我最由衷的尊敬。

每一次在輔導督導對談時，我都教她如何輔導、教她如何做關懷工作、告訴她如何與青少年及孩童做進一步的溝通。如今，對於一個對死亡一點恐懼也沒有的人，我已經沒有任何法寶可以再教她了。

站在死神面前，我們角色對換，她成了我的老師，我也非常願意成為她的學生。

「這是我的榮幸啦！」我不好意思地回答。只是，說到這裡，我已經無法再言語。對於生離死別，我有著太敏感的觸覺。反而是她，淡淡地給了我一個微笑回報。晚餐後，我們相擁，各自回家。

既積極，又放手

這位義工求生意志超強。我們選棺材的那一年，她動了五次手術，醫生也曾吩咐家屬要有心理準備安排身後事。

而今已過七年，她雖然還是癌症病人，不過卻奇蹟般地活著，還繼續為我們提供義務工作，帶病人去牛車水遊花市、教病人做手工藝品。生命的能量源源不絕。

我很欣賞她面對癌症的心態，既積極又放手。她的生命展現得既堅韌又燦爛。她是我難得一見的生命大師。

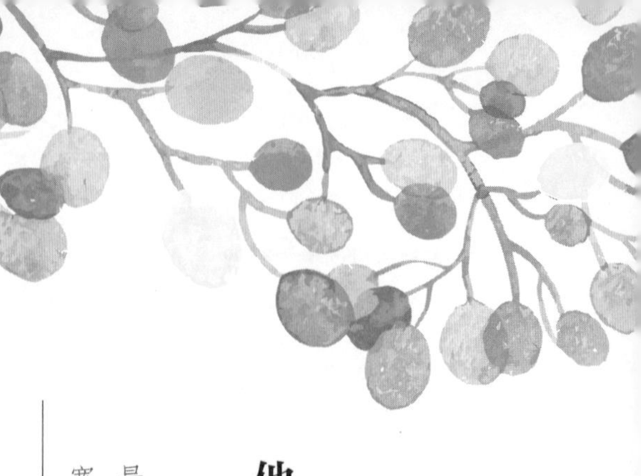

他臨終的旅程，有我們的陪伴

最重要的是，這位男人需要知道他的孤單是有人瞭解的。那麼，他的孤單不再是寂寞的……

六十歲的他是某上市公司的人事部總經理，也是我照顧的男病人之一。我每兩個禮拜定期去他家拜訪。每次的拜訪，我都覺得他愈見消瘦。

那天下午，我去他家做居家服務。這一次，他叫太太上樓，客廳只剩下我和他。

他問我：「你說我的壽命還剩下多少？」

「你要我回答嗎？」

他點頭，卻不語。

死亡，無人能逃

「為什麼不是醫生回答？」

「因為，我不要醫生回答。」他看了看我，用一種很哀愁的眼神。

「為什麼？」

「我即使從醫生那兒知道，也不會改變這個事實。」

「你的意思是……」

「知道了又怎樣？」

「你是想告訴我，知道之後還是沒有辦法改變事實。可是，另一方面，你還是想從我這裡知道我的看法……是嗎？」

「嗯，是的。或許你的想法不會這麼具殺傷力。」

「你是說，如果這個說法是從醫生口中說出，就好像被判了死刑。」

他伸出食指指著我，動了動食指：「你說出了重點……」

「那麼，請你再清楚地說出你的問題？」

他嘆了一口氣：「你誠實地告訴我：我的壽命還剩下多少？」

我說：「依我看，這樣的病情大約還剩下一個月左右……」（注）

我稍微停下來，看著他，等他做出反應。

他不語。

我也不語，良久。

他說：「嗯，感覺還是一樣……」

「可以讓我知道『感覺還是一樣』的意思是……」

他搖搖頭說：「還是感覺被判了死刑……」

「怎麼說？」

他說：「不管是從誰的口中說出，我快要去世的事實還是沒有辦法改變的。」

「是的。謝謝你告訴我：我們任何人都無法逃避死亡。死亡還是我們最後人生要接受的事實。」

他說：「嗯。」

我不語，安靜地陪著他一同感受死亡所帶來的失落感……

維護尊嚴，直到最後

我說：「就讓我們陪你走完全程，好嗎？」

動容的他，不斷點頭。

我伸出我的手，再說一次：

「就讓我們這些醫生、護士、社工陪你，還有你的太太走過這條路。」

他緊緊握住我的手。淚水在眼眶中打轉。

我知道只要我再多說一句什麼，他的眼淚就會流下來。可是，我沒有如此做。我要尊重一名事業成功的男士該有的尊嚴。我不企圖要他在我面前呈現如此的脆弱。

我們就這樣握住彼此的雙手，大約五秒。

有時候，男人與男人的心靈對話，無須太濫情。最重要的是，這位男人需要知道他的孤單有人瞭解。那麼，他的孤單不再是寂寞的。他的死亡旅程，有我們陪伴。

他面對死亡的心靈是被尊敬的。

注：一般來說，作為醫療社工的我們是沒有權利告訴病人有關他剩餘的壽命的。那完全是因為當天早上開會時，我已經從醫生那兒得到一個參考答案，醫生鼓勵我，如果病人和我談起，我可以告訴他。

我很想遊車河

這樣的善終，平淡地來，無須完美，卻又很美……

我對七十多歲的女病人說：「你覺得我們還可以為你做些什麼嗎？」

她說：「有！」

很少病人像她這麼爽朗接話。大部分的病人都說沒有了，或許他們也不知道他們還可以要些什麼。

「你儘管說來聽聽看。看我們可以怎麼替你安排？」

躺在床上的她說：「我很想遊車河。」

她坐在床邊的大女兒眼睛睜得大大的。

我笑著說：「好啊！」

這位女病人的癌細胞已經蔓延到脊椎骨，導致她無法起身、坐立。她已經躺在病床上好幾個星期了。

想看一看，回憶之處

我知道要讓她去逛街，並不是件易事。

不過，我還是說：「好啊！我們可以叫一輛救護車，讓你躺在救護車的病床裡。我們可以找一輛有面大玻璃窗的救護車，讓你即使躺在病床上，也可以觀賞車外的景色。然後你的女兒還有女婿陪你出去遊一遊。不下車，因為你也沒有辦法下車。你覺得怎樣？」

病人不假思索：「好啊！現在就去，可以嗎？」

我說：「現在可能不行。一、兩個小時後，可以嗎？讓我先去問醫生。醫生點頭後，我幫你找救護車。三個小時的遊車河，好不好？」

病人笑著說：「好！」

「你打算要去哪裡遊車河？」

她說：「我要回家。回我家的那個政府組屋去看一看。我要經過我家附近的菜市場去看一看。我要去我常去的教堂看一看。還有我要去老公的墳墓看一看。我還要去我常去的卡拉OK看一看。」

我聽了很感動，不停地點頭。大女兒在旁也驚訝地點頭。

對其他人而言，這些地方沒有什麼特別，不過卻是這位女病人用一生的時光把愛留下來的地方。

她希望在還沒有去世之前，再回去回憶那些過去的片段。

看起來普通，可是對她而言，都是特別的回憶。

謝謝你的安排。你真棒！

幸運的我們居然能夠找到一輛玻璃窗面夠大的救護車，讓她逛街長達三小時。看著救護車離開慈懷病院，我還和窗內的她微笑揮手。

三個小時之後，她回到慈懷病院的病床上，笑得好開心。雖然樣子看起來疲憊，不過笑聲真是愉悅。

躺回病床上的她對我說：「你靠過來一點，我有悄悄話要對你說。……再靠過來一點。」

在我的耳朵幾乎要貼近她的嘴巴時，她突然用她的嘴唇親吻了我的臉頰一下。

錯愕的我臉紅得回不過神，只聽到她大聲地說：「謝謝你的安排。你真棒！」

我笑著說：「不客氣。明天，還要不要再出去一次？」

她大女兒的眼睛再次睜得大大的，彷彿無法接受我們這樣的對話內容。

女病人笑著說：「夠啦！你以為我傻的咩？我很滿意了。一次就足夠了。謝謝你。」

她緊緊地握住我的手，笑得說有多開心就有多開心。

無須完美，已經很美

人，這一生擁有一些地方、一些人物、一些任務、一些角色……長年累月地上演著，組合了自己獨有的生命。那裡頭有別人給我們的愛，也有我們給別人的

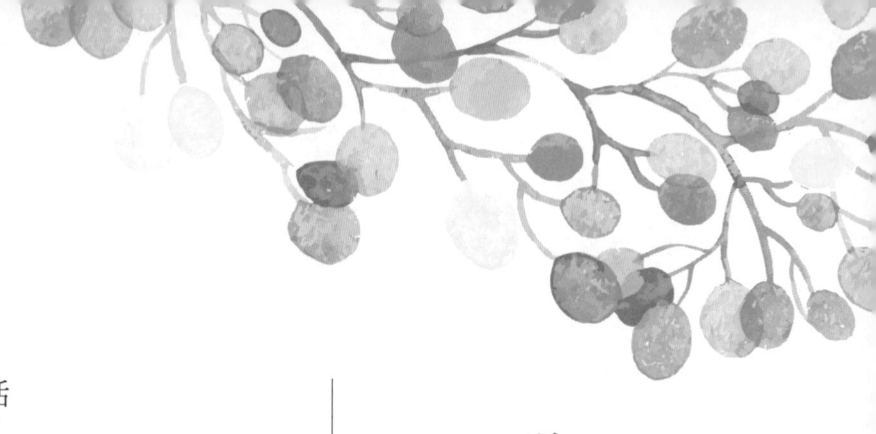

喝一碗媽媽煮的花生糊

難得她要求喝一碗媽媽煮的花生糊，我沒有任何理由拒絕她唯一的要求！她從來沒有要求我們什麼，這是她唯一的要求……

四十五歲的女病人，五年前，腦裡長了一粒肉瘤。

她原本是打理一切的家庭主婦，最後變成躺在床上的病人，所有大大小小的生活，她都無法自理。

病況並沒有好轉，腦瘤持續困擾她，最後她被送進慈懷病院。

我站在床邊看她，那是一身乾淨、柔軟的身軀，紅潤的臉蛋配上染上棕褐色的短髮。躺在床上多年的背部，連一個傷口都沒有，皮膚也沒有因為乾燥而皸裂。

顯然的，她被照顧得非常好。

除了她的丈夫，她有兩個姐姐和一個哥哥，他們沒有聘請傭人，四人在這幾年裡輪流照顧她。無微不至的照顧，讓人感動。

愛與私心，都糊了線

某天早上，疲弱的女病人嘴巴一張一開，彷彿想要說話。

當天照顧她的二姐把耳朵貼近她的嘴唇，好不容易才知道她要表達什麼。

她說：「我要喝一碗媽媽弄的花生糊。」

因為腦瘤，這位女病人已經無法自行吞食，這一年來都是藉鼻胃管把牛奶輸進胃部來維持生命的。

她從不要求吃些什麼、喝些什麼。

但就在這一天早上，她提出了這個讓她有生命危險的要求。

當天晚上，我們請了她的丈夫、哥哥和兩位姐姐開了一個家庭會議。

醫生清楚地表態：如果我們尊重她的意願，喝下的花生糊可能會從喉嚨流進肺部，導致肺積水而受細菌感染，這會加速死亡的來臨。

醫生的立場是：他會尊重所有家屬的決定，因為這也很有可能是病人死前最後的遺願。而且，死亡無可避免。

女病人的丈夫和兩位姐姐在毫無考慮之下做出了「不讓女病人喝花生糊」的決定。

但哥哥忍不住說：「難道她要喝一碗花生糊都這麼難嗎？」

我做出邀請，希望哥哥多說一些內心的話。

他強忍眼淚：「你們每個人都說要繼續透過鼻胃管輸入牛奶，你知道我每一次這樣輸入牛奶的時候，心裡一直在想：這是她要的嗎？我們有給她選擇嗎？我們有尊重她的要求嗎？」

我很欣賞這位哥哥能夠將心比心，把自己的真心話說出來。因為愛，家屬有了奉獻；也因為愛，家屬有了私心。

很多時候，不願放手離開的人並非病人本身，而是深愛病人的家屬。

大姐立即用攻擊性的語氣說：「你瘋了！」

大哥也不甘示弱：「我不忍心看到妹妹這樣沒有意義地活下去。難得她要求喝一碗媽媽煮的花生糊，我沒有任何理由拒絕她唯一的要求！她從來沒有要求我們什麼，這是她唯一的要求。」

哥哥重複：「難道喝一碗花生糊這麼難嗎？我們為什麼不願意放她走……」說到這裡，哥哥哭了，像一個小男孩看著自己的小妹離去那般心痛。

兩位姐姐和病人的丈夫都沉默不語，各自懷抱不捨的心情。會談的最後，大家一致通過讓病人隔天早上喝下媽媽煮的花生糊。

喝下回憶，有了活著的意義

隔天早上，所有家人在護士的協助下，讓女病人喝了三小湯匙的花生糊。最後一小湯匙由媽媽親自餵女兒喝下。

她看著媽媽，微笑了。哥哥則在旁用大拇指搓一搓她的右手臂。看到妹妹臉上久違的微笑，哥哥哭了。圍在床邊的姐姐與丈夫也紅了眼睛。能夠喝下三小湯匙的花生糊，讓病人活著有了意義，因為那花生糊裡頭包含著過去許多甜酸苦辣的回憶。

她想要在人生最後這一段路，再品嘗一次。

道謝後，離開病房的我，走向醫院的食堂，要了一碗白果薏米。喝了一碗，再要一碗。我用心地在喝，感覺每一湯匙喝下的白果薏米都如此甜美。

珍惜人生、感恩人生不需要太華麗的事物，也無須太奢侈的計劃，就從一碗甜湯開始，就像這位女病人要求喝一碗花生糊一樣。

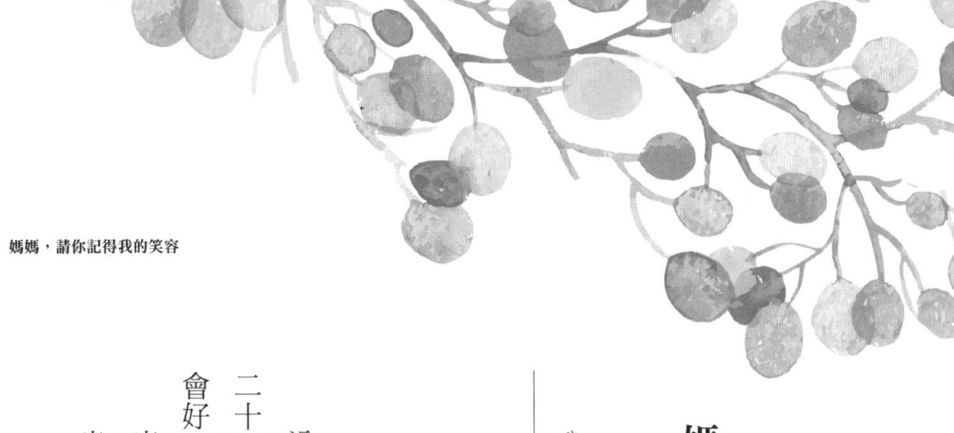

媽媽，請你記得我的笑容

我會記得你。不只是笑容，我會記得一切。我會永遠記得你……

這一天，我如常在慈懷病院工作。準備要進入病房時，我聽到躺在床上那僅有二十四歲卻頭髮脫落的女病人對著媽媽哭訴：「媽媽，你讓我死！你讓我死！我不會好了！媽媽！」

疲憊不堪的媽媽扠腰用食指指著她說：「你給我閉嘴！你不要吵！」

患上末期癌症的女兒一直希望媽媽讓她死。

「媽媽，你不要綁住我。你讓我死。你讓我死！！」女兒不斷地哭喊，雙手握拳，用盡力氣不斷地拍打床褥。

我示意媽媽允許我和她對話。

希望家屬接受事實

我坐在床邊，媽媽依然生氣地站著。女病人陷在自己的悲慟中，不斷地哭喊，拍打著床褥。

看到這樣的反應，我不但沒有阻止她，反而說：「打得好！繼續打！如果我是你，我可能會打得更凶！」

女病人繼續哭喊：「媽媽，你讓我死！你不要拉住我！」

依然惱怒的媽媽反駁：「不是我不要你死，是你的時間還沒有到。你不能死，難道你要我把你弄死，是不是？」

我插嘴：「嗯，你很想死，是不是？」

她看一看我，抹掉眼淚。點頭：「嗯。」

「告訴我，你想怎樣死？」

「我想自然死。」

「很好。你想自然死，所以你不會想要自殺？」

「不會。我不會自殺。我自殺，媽媽會很傷心。」

我知道女病人這些話語對媽媽是很重要的，我很感謝她這麼快就願意讓我和她連結。

「你不想自殺，你想自然死。所以你希望醫生給你藥物，讓你快一點死嗎？」在旁的媽媽或許會被我的言語嚇到。

和女病人討論死亡，我其實是要估計她的自殺率是否處於高度危險範圍。

「有這樣的藥嗎？」

「如果有呢？」

她想了一想：「我不要。」

「為什麼？」

「媽媽不希望我這樣做。」

聽到這兩個答案之後，我很清楚知道：這對母女的關係是非常緊密的。

我繼續說：「如果你不想自殺，也不想我們給你服藥死亡，那麼，我剛才聽到你不斷哭喊說請你的媽媽給你死，你真正的意思是……？」

「我要媽媽接受我是一個準備要死的人。我不可能再好起來了，我不會再好起來了！」她哭得很厲害，彷彿心靈在撕裂。我聽到那哭聲，也覺得很心酸。

我看著皺著眉頭的女病人，眼淚大滴大滴地流下。

接受「不能康復」的絕望

我把談話的速度放慢一些，我希望病人感受到我正在陪伴她經歷死亡所帶來的悲傷與失落。

回頭望一望女病人的媽媽，她很堅強，一滴眼淚也沒有。

我反而擔心這樣的媽媽。

再回頭望著女病人，我說：「嗯，謝謝你告訴我其實你心裡比誰都清楚，你不會再好起來了。可是，你發現你身邊的人不斷地要你好起來。這種不斷地要你好起來的要求，讓你受不了了。所以你需要大聲地告訴媽媽，請她不要綁住你。」

媽媽加入對話：「我沒有要綁住你！」

不斷拚命點頭的女病人受不了媽媽的語氣：「媽媽，你不知道，我要死了！我要死了！」

媽媽說：「我沒有阻止你去死。是你的時候還沒有到。等你站起來的時候……」

女病人更受不了：「媽媽，你知不知道？我不會再站起來了！」媽媽希望女兒聽話、進食、繼續做物理治療。女兒則希望媽媽瞭解她已經無法再接受療癒性的治療。兩個人開始不再心連心，開始有不同的意見。而女病人也意識到她無法再配合媽媽了。

我腦海裡閃過這一句話：「病人希望她的無助能夠被瞭解。」

因此我問：「你是不是想要告訴媽媽，希望她能夠瞭解你的心情？不要再期望你能夠好起來了？」

「是。」

「你能不能夠告訴我，說這一些話語的心情是什麼？」

「我感到無助和絕望！」

「你的哭喊是不是要讓媽媽瞭解你現在是多麼地無助和絕望？」

「嗯，我希望媽媽能夠瞭解我的無助和絕望。她是我最親的人，我希望她能夠瞭解我，希望她不要再逼我好起來。」

媽媽忙著插話：「我沒有逼你……」

我委婉地邀請媽媽：「我們先聽一聽，讓她說出心中的話。她的眼淚裡有許多還沒有說清楚的話。我們聽一聽，好嗎？我待會兒一定會回到你的身上，讓你告訴我你的想法是什麼，好嗎？」

媽媽知道我沒有破壞她們的關係，她唯有讓步。

沒有延壽，只在解痛

我對著女病人說：「謝謝你告訴我，內心的你很無助、很絕望。很珍惜你這麼坦白地對我說出你的內心。謝謝你。」

因為被瞭解，她進一步地說出了自己心中的委屈：「不是我不要站起來，是我一點力氣都沒有。不是我不要吃，是我一點胃口都沒有。」這都是委屈的眼淚換成的辛酸話語。

她說了很多，全都是圍繞她身體不斷衰弱的現象。我聽了之後，僅是複述、回應、點頭、試著瞭解。

她很誠實地告訴我：「就是因為這樣，我拒絕服藥。我不要再延長壽命。」

我說：「我可以說一些我的看法嗎？可以嗎？」

「可以。」

「提供緩和治療（Palliative Care）的醫生給你的藥物都不會延長你的壽命，或者縮短你的壽命。這些藥物其實在幫助你控制疼痛，好讓你不會這麼痛。不曉得你知道嗎？這些一點都不會延長你的壽命。」

「我不知道。我以為這些藥物會延長壽命。」

「我試著去瞭解你現在的狀況。你知道自己不會再好起來，你也知道你無法滿足媽媽的期待，所以你很沮喪，也很絕望。也因此你希望自己能夠死去，讓所有的煩惱就此解決。醫生告訴我你在上個禮拜開始停止服藥，原因就是這樣嗎？」

「嗯，就是這樣。」

「所以，當你聽了我的分享之後，你還會拒絕服藥嗎？那些藥物不會延長你的壽命。它只是會幫助你減輕疼痛。不然你的睡眠就會不好。你的心情也因睡眠不足而變得更壞。」

「我不介意吃。不過你們不要騙我。」

我對她說：「你是聰明人，我怎麼敢騙你？如果你想要清楚知道所有藥物的功能，我可以請醫生再向你解釋一遍，然後我上網把藥物的功效都影印給你閱讀，讓你知道我們沒有一個人可以騙得了你。」

「好，我答應你。」

我伸出我的手，握住她的手：「謝謝你。我多麼擔心你說你不要吃呢。如果你說你不要吃，我就真的不知道要怎樣接話了。」

她笑了一笑。我感謝她，讓我瞭解她的處境。

媽媽說：「這樣才對嘛！」

記得笑容，記得一切

我轉向媽媽：「謝謝你很安靜地聽你女兒說話，非常謝謝你。你剛才聽到我們在說一些事情，你可以和我們分享你聽到什麼嗎？」

媽媽說：「我知道她希望自己要好起來。我看到她很努力。我也知道最近她決定要放棄了。我知道。我不勉強，我看到她這樣，我心很痛。」

媽媽的眼睛紅了。媽媽哭了。

我對著女兒說：「你有什麼話要對媽媽說嗎？」

女兒哭著對媽媽說：「謝謝你，媽媽。我知道你很苦。你這個女兒很難搞。謝謝你。謝謝你。」女兒用的詞語不多，就是不斷地說「謝謝你」。

媽媽說：「你是我的女兒。你不用說謝謝。這是應該的。」

我對媽媽說：「不是的。這不是應該的。當你的女兒說謝謝你的時候，我感覺得到她的誠意。你不妨試著去接受她對你的感激。你愈能夠接受她的感謝，對她的心情會更有幫助。」

媽媽不回應我，顯然她不認同我的說法。

說到這裡，我突然想起上個禮拜我讀到的一篇研究報告。那一篇報告是採訪大約五十位介於二十一歲到三十歲的末期病人。研究結果是大部分的年輕成年人在去世之前，不太在乎在哪裡去世、在何處被照顧、誰是替他們做決定的發言人。他們比較在乎的是：他們去世之後，他們的家人、伴侶和朋友會如何記住他們。

我想到了這一個概念。望著女病人，我說：「謝謝你告訴媽媽你很感謝她。我很喜歡和你對話。我可以多問你一個問題嗎？可以嗎？」

「可以。」

「如果我問了之後，你覺得不舒服，你可以不要回答我，好嗎？」

「好。」

「當你去世之後，你希望媽媽會記住你什麼？」

她想了一想，大約五秒。

她很肯定地說：「我希望媽媽記得我的笑容。」

我邀請她：「你能不能夠看著媽媽，對媽媽直接說……？」

當她看著媽媽時，我請媽媽走到床前，媽媽握住她的手。

她說：「媽媽，請你記得我的笑容。」

她很認真地給了媽媽一個很燦爛的笑容，緊緊地握住媽媽的手。

這笑容和剛才我走進來看到的那張哭臉有著很強烈的對比。

媽媽很感動，不斷地輕拍女兒的手：「我會記得你。不只是笑容，我會記得一切。我會永遠記得你。」

女兒要求和媽媽擁抱，媽媽不吝於給予深擁。

看到這個畫面，我很感動。這對母女從哭喊、責罵到握手、相擁，前後我們只花了半小時。

離開房間前，我表達謝意：「我很感謝你如此真誠。我相信你媽媽會記得你的笑容。我希望你每一次想要哭泣的時候，記得你現在說的這一句話。你希望媽媽記得你的笑容。我相信你媽媽一定會記得。祝福你。我很欣賞你。謝謝你，也謝謝媽媽。辛苦了。」

我和他們兩人握手道別。

我帶著很感動的心情離開。

隔天，我看到媽媽推著輪椅上的女兒到樓下花園乘涼。女病人遠遠看到走廊上的我，主動和我揮手。我也和她揮揮手。她給我一個笑容，我也樂於回她一個笑容。

寫到這裡，我不覺莞爾，說不定若干年後，我也會記起這位女病人的笑容。至少，她的笑容不會在我的腦海裡這麼快就消失。

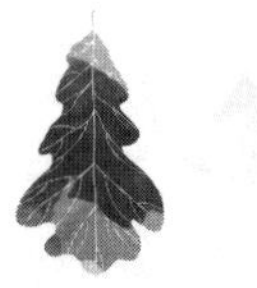

因為愛，家屬有了奉獻；也因為愛，家屬有了私心。

很多時候，不願放手離開的人並非病人本身，而是深愛病人的家屬。

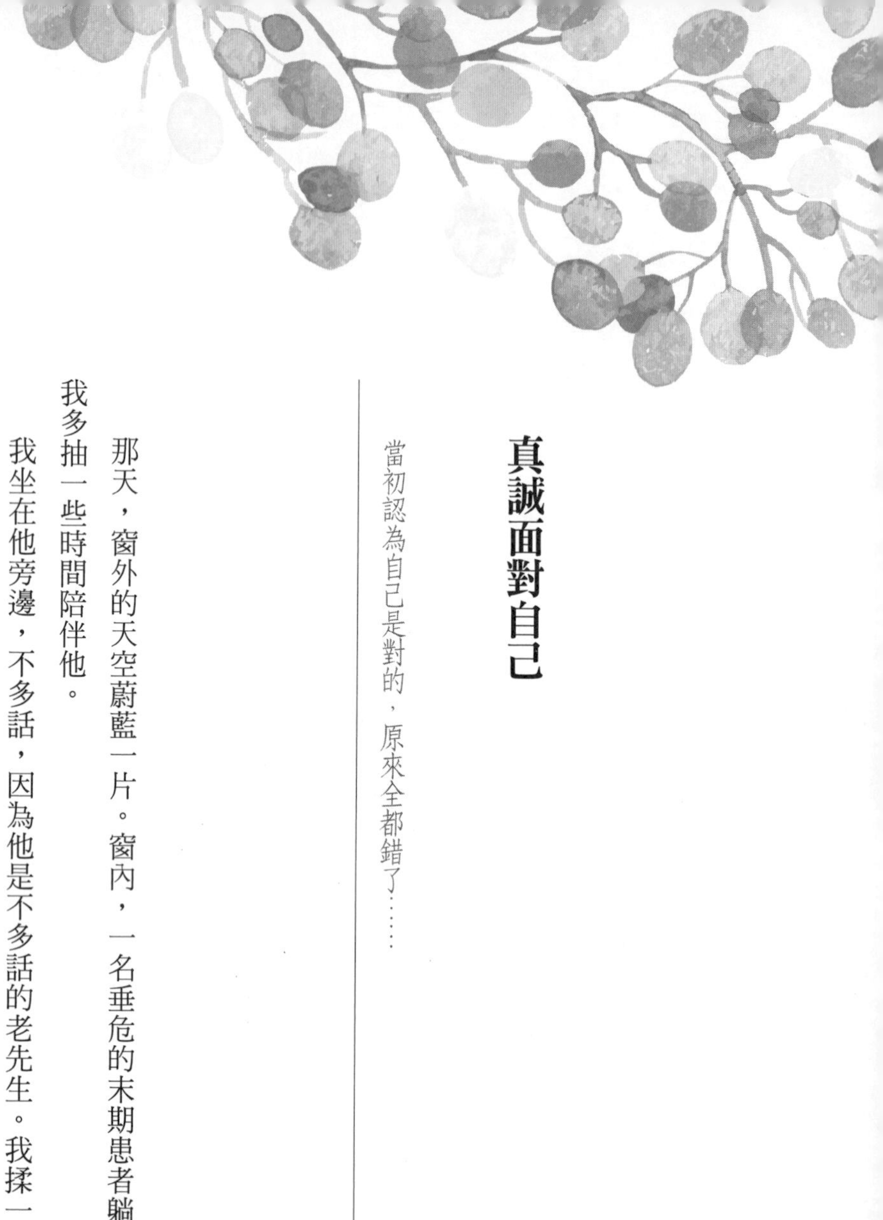

真誠面對自己

當初認為自己是對的，原來全都錯了……

那天，窗外的天空蔚藍一片。窗內，一名垂危的末期患者躺在病床上，他要求我多抽一些時間陪伴他。

我坐在他旁邊，不多話，因為他是不多話的老先生。我揉一揉他那蒼老消瘦的左手，然後，小心翼翼地把他無力的手放回病床。

這位六十五歲的老先生，我陪伴他將近一年。憔悴的他看著我說：「我死的時候，你會為我流淚嗎？」

這不是我第一次聽到病人如此問我。

每一次，我都認真回應。畢竟，每一個活著的生命，都是特殊的。

得到尊重，無限感激

我問：「你為何如此問我呢？」

他看了看天花板說：「我想知道我的死，會不會有人為我傷心？」

「嗯，謝謝你問我這個問題。你想要我回答你嗎？」

「當然要。」他說。

「你去世後，我會出席你的葬禮，我會在你的棺木面前鞠躬。我如果思念你的話，我會把它轉為文字。我的眼淚通常都在我寫下文字時流下來。」

他再次伸出左手，我很自然地伸手過去握住他的手，他沒說話，我也不多問。

當下，我感覺他稍微用力地緊握了我的手一下，我還是安靜地把他的左手放回床上。

他說：「我沒想到你會為死去的我鞠躬……」

我問：「怎麼說？」

「那是一種尊重。我沒有什麼可以值得你尊敬的。」

我又問：「怎麼說？」

他說：「我做錯了這麼多事情。」

我複述：「你做錯了這麼多事情。」

他說：「當初我堅持是對的，原來全部都是錯的……」

我點頭，不說話。因為，我知道，要從他的口中說出這一句話，需要無比的勇氣。

臨終之前，自我寬恕

雖然他有妻子和兩個兒子，可是沒有家人願意前來慈懷病院探望他，因為他過去脾氣非常暴躁，而且還曾有過一段婚外情。他拋下妻兒多年，和另一個女人住在一起。最終，那女人嫌棄他而拋棄了他。

我不接話，因為我知道承認自己有錯誤，是一種很令人欽佩的勇氣。接納自己、寬恕自己，是我們每個人在臨終之前需要學習的事情。

他看我不回應，繼續說：「真的，當初認為自己是對的，原來全都錯了。」

我說：「單單這一句話，就值得我向你鞠躬了。」

他看著我，對著我微笑。

隔天，他在不急救的情況下，躺在慈懷病院的病床上慢慢地停止呼吸。在醫生、護士和我的陪伴之下，他無痛地去世了。臉上的神情，是安詳的。

我在他的葬禮上，致上最崇敬的鞠躬。

在他死後的某一個深夜，我寫了一封信哀悼他。老人雖然去世了多年，可是每當我一談到善終，總會不自禁地想起他。

放下防備，坦誠認錯

善終是一種身心靈平安的臨終狀況，是我們每個活著的人都嚮往的臨終狀態，它來自於能夠真誠面對自己的一切。

坦誠，可以讓人的心靈得到平安。

有些病人在臨終時，說話真誠、思維清晰，他們願意把多年的防備放下，坦誠對待自己的過錯。

老先生的坦誠，贏得了我對他的尊敬。他在臨終時鼓起勇氣向我坦誠分享了一切。如果他選擇的是逃避、否認，或壓抑，他的內心在臨終前肯定無法獲得平安。

我還記得他臨終前說過的一句話，「當初認為自己是對的，原來全都錯了。」每當我想生氣或堅持「自己對、別人錯」的時候，這一句話，常常會從腦海中跳出來提醒我。

謝謝老先生，但願他安息。

每個人都值得擁有更美好的生命

謝謝你這段日子以來不介意我的臭味。謝謝你今天帶我回家……

一名患上末期鼻癌的四十多歲男病人，從他被醫院轉送進慈懷病院那天起，我就看見他頸項長了一顆像半粒籃球般大的腫瘤，而且，腫瘤還流出臭氣熏天的膿液。

沒有家人陪伴在他身邊。

我閱讀從醫院傳真過來的資料，得知他和太太婚姻關係不好。

由於才第一天認識他，我不敢多問，擔心他不願被問起自己的過去，我只好全程靜默陪伴。

醫生和護士把他安頓在單人病房後，我問他：「請問還有什麼事情是我可以代勞的嗎？」他不說話，只揮手叫我離開病房。

一個星期後，沒有任何人來拜訪他，也不曾聽過他提出任何要求。

由於他的腫瘤不斷地發出惡臭的膿液味，左右病房的病人和家屬都要求我們把他的房門關上。

護士使盡法寶，也無法除去那臭味。

他不打開窗戶，也不開房內的風扇、冷氣和電燈，更把房門緊緊關上，他不讓我們進去，也沒有多少個人願意走進去。

難堪過去，回家面對

每次經過他的房門，我鼓起勇氣拉開門把，就會聽到房內傳來「給我出去」的吆喝聲。

我只好讓他和那股異味留在那扇門後，繼續待在昏暗的房間裡。

我覺得他放棄了自己。他認為自己的人生是失敗的，所以孤立自己，以逃避生命的傷口。

對於人生的困境，我的信念永遠是「每個人都值得擁有更美好的生命，哪怕他即將要臨終」。

因為這信念，我選擇不放棄他。一個不要求我為他服務的病人，我更需要為他服務。

我每天都去敲他的門。

他心情好時，會允許我進去說一、兩句話；心情不好時，我連房門都無法打開。

我知道，他的寂寞需要大量的愛，可是，我得尊重他在接納他人的關愛時的姿態，所以，我時而把腳步放慢，時而加快腳步。

有一天，他突然問我：「可以帶我回家嗎？」這是他臨終的心願。

我和醫療團隊商量後，在一名護士的陪同下，帶他回家走了一趟。

我打電話給他的太太，她拒絕此要求。

我代替病人傳話：「他知道自己要過世了，所以想待在家裡一、兩個小時而已。」

得到他太太的允許，我們才乘坐救護車載送他回家。

坐在輪椅上的他，只被允許逗留在大廳。因為那異味，太太和兒子都把自己關在臥室裡。

他說：「如果可以的話，我的太太是想把我給殺死的。」

不求寬恕，只想懺悔

他開始讓我走進他的內心世界，告訴我當初自己如何拋妻棄子在外面花天酒地，他說，「今天的局面是我自找的，不能怪任何人。」

我和護士就坐在那兒聽他回顧自己的一生。

在安靜的傾聽下，我有時會做出適當的詢問，希望在房內的太太和兒子能聽到他對他們的歉意。

一小時後，身心疲憊的他要求離開。

他從口袋裡拿出一封信，吩咐我把它放在桌上。我不過問，把信放在桌上之後，帶著病人離開。

回到慈懷病院，躺在病床上的他主動握住我的手說：「謝謝你這段日子以來不介意我的臭味。謝謝你今天帶我回家。謝謝你。」

一個做錯事的大男人，他很想要懺悔，可是他的家人卻不肯原諒他。

看到他眼角流下遺憾的淚水，我情不自禁地落淚。我想，他知道這世上至少有一個人願意傾聽他的懺悔而不放棄他吧！

隔天，他在睡夢中離開人間。

懺悔是他臨終前要完成的事，他做到了。

感謝這位病人在我生命中出現，讓我更相信每個人都值得擁有更美好的生命，哪怕那是他活著的最後一天。

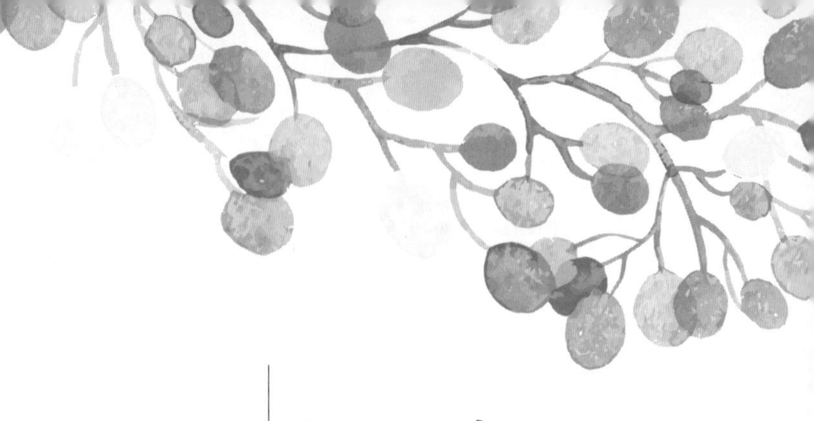

人生只是一堆骨頭而已

在做夢的人還沒有被敲醒之前，在活人還沒有被燒剩一堆骨灰之前，我們就好好地體驗這一場生命之旅吧……

高大哥是一個很有趣的病人，也非常豁達。我很喜歡和他對話。說「對話」，其實有點不正確，因為他患上的是喉癌，根本就無法說話。他是用環保紙還有他的心力，一個字接一個字地寫給我看的，而我用話語回應他。

這樣的互動，每天都得花上一些時間來完成。

人生如夢

我覺得高大哥的豁達來自於他對生命的看破。雖然這樣的生命已經無法後退，也無法前進，卡在安寧中心和居家之間來回擺盪，可是，他的磁場就是讓人覺得好舒服。他是安寧中心上上下下全體員工都和他熟絡的病人。

他常坐在大廳裡，不常躺在病床上睡覺。不斷地和別人進行互動和對話，這才是我欽佩他的，韌性很強的生命力。

我四月初為他拍了三張很漂亮的照片，那是他和自己的主治醫師、他和他很要好的義工們，還有和其他實習生一同合照的照片。他常把那三張照片放在自己的口袋裡，時而拿出來和大家分享。滿意的笑容，盡寫在臉上。

為了要答謝我，前一晚他親自從淡水去臺北市買了一件Polo衫給我。我想他是故意不把價格標籤撕下的。那是新臺幣三千兩百八十元的Polo衫（約新幣一百六十四元或馬幣三百六十元）。

從來沒有收過這麼貴重的禮物，我無法收下。他拚命塞給我。這件Polo衫很漂亮。

督導告訴我：在臺灣，有些衣服的價錢只是標籤上的十分之一而已。她叫我安心收下，我聽了才安心。不過他還是要花上一些錢的，所以為了表達我的謝意，我連忙也從家裡拿出我在香港機場買的龍井茶葉回送給他。包裝得很美的龍井茶葉，我自己也捨不得拿出來喝。送給高大哥，我覺得非常的恰當。

結果，兩人都收到禮物，都同樣歡喜。

高大哥昨天看到我，又開始和我暢談生命。他在紙上寫道：「人生如夢。」我重複：「人生如夢。」

然後他從錢包裡拿出照片給我看他的太太。那是他年輕時候和太太坐在花園裡拍的恩愛照片，還有他那幾位很可愛的千金多年前的童年照片。還有那一張他僅有三歲時的可愛照片。

雖然照片已經泛黃，不過從那張三歲小孩的照片裡，我看得出高大哥那從小就有的炯炯有神的雙眼。

如果人生真的是一場夢，我想，他的人生一定是一場美夢。醒來之後，也覺得格外甜美。

一堆有過意義的骨頭

我很喜歡這樣書寫的對話，畢竟我不曉得他要表達什麼。所以每一次我都在等待他完成一個句子。一個字接一個字，我才能瞭解他在說什麼。要稍微有一點耐心，也不可以急著猜他到底在書寫什麼。

有一句，讓我特別有感覺：「人生只是一堆骨頭而已。」

他寫了之後，看著我。坦白說，我也不知道如何回應。我只是看著這一行字，重複地說：「人生只是一堆骨頭而已。」

停頓了一下，我問：「高大哥寫這一句話有什麼用意嗎？」

高大哥在紙上再寫一句：「難道你說不是嗎？」

我笑了，他也笑了。坦白說，除了對他笑，我也真的不知道如何回應，因為我覺得一切的回應都是多餘的。

其實他寫的也確實沒錯。人去世了之後，就真的只剩下一堆骨頭而已了。所以，我看到我們不斷進取的生命價值，唯一的意義就是我們要去體驗這個過程。

雖然我們也知道生命到最後，真的是一場夢，也只剩下一堆骨頭，可是我想：在做夢的人還沒有被敲醒之前，在活人還沒有被燒剩一堆骨灰之前，我們就好好地體驗這一場生命之旅吧！畢竟，那個成為「人」的經驗是非常難得的。

雖然高大哥的想法如此「空性」，可是我覺得他並沒有坐在那兒等死，也沒有無為地等待死亡的到來。

我覺得他與團隊的連結是非常深厚的。我覺得他的心靈對陌生人是非常開放的。雖然我從護理人員口中知悉，他以前是一個脾氣很暴躁的病人，也是一個性格很頑固的丈夫（爸爸），可是我在此時此刻的他身上，完全看不出那怒氣的一絲痕跡。

他的家人依然尊重他，關係也良好。

因此，我從高大哥身上又再看到一次的證明：「人類，因為自己願意改善，而讓自己的生命變得豐盛起來⋯⋯」

高大哥知道我過兩天就要離開淡水，他給了我一個深擁。一個心中擁有如此豐厚關愛的病人，我怎麼可能會忘記？

我回敬的，當然也是一個同等厚度的深擁。

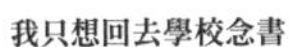

我只想回去學校念書（消逝的笛音／上）

哪怕只是假的希望，我也要讓他保存「想活下來」的尊嚴……

一個炎熱的下午，我和醫生第一次去拜訪他家。他家坐落在政府組屋的最頂樓，家裡的熱度顯然是更高的。我們在大廳向他媽媽介紹團隊拜訪的原因後，便走進臥室探訪他。

十六歲的他患上的是末期鼻癌。一旦癌細胞找上青少年，它們的侵襲力都是強而猛烈的，院方往往無法找出適當理由來解釋青少年為何會患上末期癌症。

這位青少年不抽菸、不喝酒，生活和一般青少年沒有太大差異，大部分的時間就花在課業、課外活動和電腦上。他上有父母，下有一個八歲的弟弟。爸爸從事裁縫工作，媽媽則是一名收銀員。由於他患的是重病，需要被照顧，媽媽便留職停薪在家裡照顧他。

睡房裡有兩台大型的風扇，還有書櫥裡放著大大小小的飛機模型。他那消瘦無力的雙腿無法行動，需要長期臥在床上。許多青少年的未來是等著他們去開發的，那潛能就像飛機飛在空中如此無限。而我眼前的這一位青少年，他的世界就只剩下一張單人床的大小。

我對他說的第一句話是：「你喜歡飛機？」

他笑了一下：「嗯，我非常喜歡。」

「你搭過飛機？」

「嗯，一次。那一次學校派我去菲律賓表演。」

「所以你就喜歡上飛機了。這裡有好多飛機模型喔！」

「嗯，對。我自己存錢買下這些飛機模型。」

「這麼能幹？」

「嗯，我存了足夠的錢後，便一個接一個地買。」

這是一個很有紀律的中學生，我繼續說：「厲害！你剛才說你去菲律賓表演，那是什麼表演啊？」

他指著那個擱放在書櫥上的黑色長型包裹：「喔，我是吹長笛的。我是學校管弦樂隊的第二副隊長。」

「哇，你好厲害！你好像什麼都行。」

他笑了。

媽媽接下去：「他在學校是一個很受歡迎的人，他有很多朋友。」

他按捺不住內心的失望說：「可是，現在什麼都不行了。」

他的媽媽在他背後給我使了一個眼色，用手勢吩咐我不要說負面的真相。

我只選擇複述：「嗯，現在什麼都不行了。」

我們沉默了。

保持正面，小心翼翼

我在等他說得更深入一些，他卻轉移話題：「不過，我會說馬來語，你會嗎？」

我說：「我會用馬來語交談。」

他笑說：「酷。」

他說的馬來語比我好多了。

他小的時候，爸爸在印尼工作，所以假期的時候，他在那兒認識了一些用馬來語交談的朋友。

沒想到，我們第一次見面就可以聊一個半小時。他一直躺在床上，不斷地翻轉身體來避免不時的疼痛。弟弟也在臥室裡，一副正經八百地坐在電腦前玩著電腦遊戲，其實他把我們所有的對話都聽得一清二楚。

醫生檢查他的身體，也告訴我們他的病情。他很有可能只剩下兩個月壽命。

我們都不說，他也不問。

我記得他對我們說：「我一定會好起來的！」然而他看著媽媽的眼神卻是憂傷的，而媽媽則低著頭不語。

這眼神告訴我他也不確定自己是否會好起來，他只是想安慰媽媽，不要讓家人傷心。

我要相信他說話的內容，還是他那憂傷眼神所傳達的訊息?

最終，我選擇對他說：「你相信自己會好起來的，那很好。如果你好起來，你想做什麼？」

他想了一下說：「我只想回去學校念書。」

「嗯，你只想回去學校念書。」

「是的，我太懷念學校的老師和同學了。」

我們再次沉默。我知道他要回去學校念書的可能性近乎於零，可是，我不可以如此魯莽地奪走他的「希望」。

有希望，人才可以活著，才願意前進。哪怕只是假的希望，我也要讓他保存「想活下來」的尊嚴。

我唯有紅著雙眼，握住他的手對他微笑。他也用同樣的眼神和微笑看著我。

「我喜歡看你笑，因為你微笑起來很帥氣。一定有很多女孩子追你。」

媽媽笑說：「你不知道他以前有多少個女孩子常找上門，很麻煩的，呵呵。」

我們就在憂傷的眼神裡頭，盡量讓氣氛歡樂，嘗試讓嘴角持續保持上揚。

我告訴他：「謝謝你，我沒有想到你這麼健談。我下次再來看你，好不好？」

「下個禮拜，我有化療。你再下個禮拜來，好嗎？」

「好，那我們先離開囉！」

「再見。」

「再見，祝福你。」

雖然次要，亦需關注

弟弟給我們開門離開臥室，他也微笑地看著我。

看著我襯衣左角上佩戴著的職員證，弟弟隨口念出：「資深醫療社工。」

抬頭，他看著我：「你是做什麼工作的啊？」

我蹲下來用右手搭著他的肩膀：「你覺得我剛才在做什麼？」

「聊天囉！」

「是啊，我的工作就是和病人聊天啊！」

「就這麼簡單啊？」

我說：「是啊，就是這麼簡單啊！下次，我、你哥哥，還有你，我們一起聊聊天，好不好？」

他用力點頭：「好！」

目前弟弟的情緒和需求不是最重要，也不是最緊迫需要處理的，可是對弟弟的生命來說，哥哥患重病所帶給他一生的影響，是最深遠的。

病人那一句「我只想回去學校念書」的神情，我無法忘懷。我常常看到許多中學生不喜歡念書、討厭父母、埋怨這個、唾棄那個，好像全世界都欠了他似的。

我心裡想，要如何做，才能影響這一群身體健康的中學生，讓他們變得像我照顧的這位年輕病人這般，如此熱愛生命、珍惜生命？

在這位年輕病人面前，請讓我們一同停止埋怨生命所帶給我們的苦難。請讓我們一同熱愛生命，因為這樣，我們才不會白活一場。

有希望，人才可以活著，才願意前進。

哪怕只是假的希望，我也要讓末期病人保存「想活下來」的尊嚴。

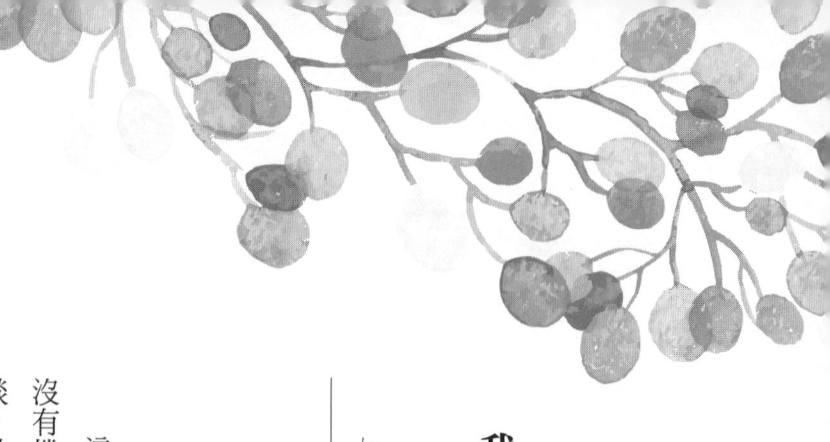

我的工作完成了（消逝的笛音／中）

如果真的不能夠好起來，那就代表我的工作完成了。我可以走了……

這名患上末期鼻癌的十六歲男生，我陪伴他將近三個月，拜訪他超過十次。我沒有機會和他單獨對談，因為他的媽媽每次都很有禮貌地阻止我和她的孩子深入對談。她不希望我拿走她對兒子會痊癒的希望。

第十三次的拜訪，家裡各個角落都是人。客廳裡，有另一家私人醫院的社工在和媽媽討論如何讓男生繼續接受積極治療；廚房裡，有醫院的義工來教爸爸煮營養粥；臥室裡，有教會的朋友來和祖父母一同禱告。

大家無非希望男孩能夠痊癒。

唯有弟弟在沒有人注意之下，獨自在門外玩耍。得到父母的同意，我帶他到樓下玩耍。

強求康復，加重病患壓力

一小時後，所有人都離去了，只剩下疲憊的媽媽在大廳裡小憩。

我帶著弟弟回來，再次站在男孩的房門口。他看著我，勉強擠出笑容說：「嗨！」

他看起來很累，體重只剩下三十公斤。一個帥氣的青少年如今被癌細胞侵襲到剩下沒有肌肉的骨架。我看了，很是心痛。我相信，他的家人比我的心痛還要多出千百倍。

我安靜地看著醫生和護士為他一一處理疼痛和不適症狀。我看著護士用紗布包著他雙腿的紅斑。我們的團隊都知道這個男生的壽命不長了。

醫生問男生：「我們都弄好了。在離開之前，你還有什麼問題要問我們嗎？」

躺在病床上的他說：「沒有了。謝謝你們。那你們有什麼問題還要問我嗎？」

醫生看著我，我知道醫生暗示我和他談一談心事。

這一次媽媽和弟弟都坐在大廳裡睡著了，沒有人會再阻止我和他對話。

我坐在床邊，微笑地看著他說：「我有太多問題要問你了。我不曉得我問的問題會不會讓你感到不舒服？所以每一次來看你的時候，我都把那些問題吞下去。」

他看著我：「你問。任何問題都可以。」

「真的嗎？」

「嗯。」

「如果我的問題讓你不舒服的話，你要讓我知道，好不好？那我們就即刻停止對話，好嗎？」

「好。」

我開始說出心中的隱憂：「你知道嗎？你的身體在這一個禮拜內衰退得很厲害。」

「我知道。這個低潮是我必須經過的。」

我複述：「這個低潮是必須經過的。」

「嗯。到了一個盡頭，它就會好回來，慢慢地好回來了。」

我點頭：「嗯，我希望到了一個盡頭，它會慢慢地好回來。我們每一個人都希望你能夠好起來。」

「我一定會好起來的。」

我不忍心告訴他真相，其實他只有幾個禮拜的壽命而已了。癌細胞的侵襲速度太快了，快得連醫生都措手不及。

沉默幾秒後，我告訴他：「如果，我說萬一，萬一你的健康狀況一直往下滑，不會再好起來，你怎麼看？」

他看一看我，並不預期我會這麼說。不過，他還是回應了：「如果真的不能夠好起來，那就代表我的工作完成了。我可以走了。」

我說：「你有心理準備嗎？」

「沒有。我一直相信我會好起來。我要回去上課。我還有很多事情要做。我只是想要做一個普通的中學生。我要快點趕走癌症。」

「有什麼事情是我們在這個低潮的時候，可以一同為你做的嗎？我們不需要等到好了之後，才去做你想做的事。」

「我很想吹長笛。我現在虛弱得連拿起笛子的力氣都沒有了。不可能的。」他很悲傷地看著天花板，嘗試壓抑心中的哀傷。

「我感覺得到你心中有很強烈的哀傷。我想，這些哀傷藏在你心裡很久了。」

他說：「我談到這裡，感覺很傷心。」

「我也感覺很傷心。其實我們每一個陪著你的人都感到很傷心，包括護士、醫生，還有你的父母、弟弟、家人。」

「我感覺得到你們很擔心我。」

我說：「是的，大家都擔心你。其實你不需要得到父母的允許才去感受你的傷心。你是可以感受自己的傷心的，而且自在地表達那傷心。」

他流下眼淚。我猜他心中不允許自己去世，因為父母不允許。所以再怎麼痛，都要撐下去。

允許悲慟

坐在我背後的護士聽著我們的對話，哭了。醫生則很安靜地和我坐在床邊聽著男孩的分享。

我指著我的眼睛告訴他：「你知道嗎？看著你每天一直消瘦，我的心裡是傷心的。我的眼淚在我的眼睛裡打轉。」我繼續說：「就像你自己所說的，如果你真的不能好起來，你的工作就完成了。」

「嗯，我的工作就完成了。」

我問：「有和媽媽說這一些嗎？」

「媽媽？」

我再問：「你不知道怎麼告訴她？」

他點頭：「我愛她。我愛媽媽。我愛我的家人。」

我說：「嗯，我知道你愛你的家人。我感覺得到你很愛他們，同時他們也很愛你。所以這更加難開口。」

「嗯。」

我問：「你和誰最親啊？」

「所有家人。我都愛他們。」

我問：「那你最擔心的是誰？」

他說：「我不曉得我的弟弟知不知道我的狀況？」

弟弟和他睡同一個房間，他們倆手足之情非常深厚。我不意外他擔心的是弟弟。弟弟在他整個患病的過程裡，看著哥哥每天逐漸消瘦。

「所以你擔心弟弟不知道你的狀況？」

他說：「嗯，他看起來還好。可是我很擔心他不知道我的狀況。」

我問：「你要知道嗎？」

「我要知道。」

其實弟弟剛剛在樓下和我說了一些他對哥哥生病的感受。我覺得有必要讓病人知道弟弟的看法和感受。

我繼續說：「好的。不過不可以告訴弟弟是我告訴你的。保密？」

「好。」

「你確定保密？」我豎起右手的尾指。

他也豎起右手的尾指：「嗯，確定。」

我們打了個勾勾。

「剛才我陪你弟弟在樓下玩耍。他告訴我他知道所有關於你的病情。他說事情不妙。他還吩咐我說千萬不可以讓你知道。媽媽說不可以告訴哥哥。」

男生聽到這裡，沒有回應我。

沉默幾秒之後，他哭了。壓抑已久的眼淚在眼睛裡終於崩瀉，不停地流下。我輕輕地把手放在他消瘦而紅腫的肩膀上。

我說：「辛苦你了。讓它出來，是的，讓傷心出來吧！」

悲慟是一種很正常的情緒。溫柔地對待悲慟，它自然會溫柔地對待我們。愈壓抑悲慟，它的反擊力反而會更大，更容易傷害我們的生命。所以，在死亡跟前，請讓悲慟流動。

我們都安靜地允許他痛哭很久。我負責拿著紙巾盒，讓他自行決定要從我手上拿走多少張紙巾。

因為深厚，所以心痛

等他稍微平息，我問他：「你心裡現在在想什麼？」

「我沒想到弟弟知道，尤其他說不要讓我知道。」

「弟弟想要保護你。他不想讓你知道他很傷心。就像你一樣，要保護弟弟，還有爸爸、媽媽，你也不要讓他們知道你很傷心。」

「每個人都關心我、擔心我，把所有時間都放在我的身上，忽略了弟弟。」

「所以，你覺得對弟弟不公平，他沒有得到足夠的關心？」

「嗯。」

弟弟僅有八歲，身為哥哥的病人因為自己生病而得到大量的關心，這一切讓他對弟弟感覺虧欠。

「所以你如何關心弟弟？」

「我常在這裡教他功課。」

我繼續問他：「身為哥哥的你關心弟弟，那非常好。其實我更關心的是你，當你傷心的時候，誰可以陪著你？」

「沒有人。」當全家人都鼓勵他抗癌，不斷地告訴他要積極思考，不允許他說出任何負面的字眼時，他內心顯得更孤單。

「所以我很謝謝你現在讓我們靠近你，你讓我們都在旁邊陪著你。我們陪著你一同傷心。」

他依然流著眼淚，用很感激的眼神看著我們說：「謝謝你們。我愛我的家人。我也很愛你們。」

醫生對著他微笑地說：「我們也很愛你。」

我說：「每一個在你身旁的人都很愛你。大家都很愛你。」

說到這裡，我的眼淚不聽話地滑了下來。我摘下眼鏡，用紙巾抹去眼淚。

可以暢談死亡，一起面對死亡

「你現在心情怎樣？」

「很傷心。」

我說：「很抱歉。」

「沒關係。」

「我其實還想多問一個問題，可以嗎？」

「可以。」

我在結束對話之前單刀直入地問：「你害怕死亡及死後的世界嗎？」

他毫不猶豫地對我說：「不會。」

「為什麼？」

「因為我知道我死了之後會到哪裡去。沒有什麼好怕的。」

「你會去哪裡？」

他小聲說：「天堂。」

我複述：「你很清楚自己死了之後，會上天堂。」

他望著天花板，點點頭。我看到他的眼淚又在眼睛裡打轉。

我對他說：「我感覺得到你並不想那麼快就去天堂。這裡還有很多你想要做的事，還有很多你愛的人。你可以嘗試和上帝溝通，請不要那麼快就把你帶走。」

他繼續看著天花板：「嗯，是的。我會。」

我感覺得到他很傷心，可同時，在哭泣之後，他很放鬆，臉色比較紅潤，肌肉也沒有那麼緊繃。當一個人的悲慟被關心之後，隨之而來的常是寧靜和祥和的氛圍。

我還是忍不住用說教的方式告訴他：「我們每一個人都不需要獨自面對失落。我們可以一同去面對失落。這一次的對話之後，我不再擔心你，因為你很清楚最壞的打算是什麼。最重要的是，你感受得到我們不需要故作堅強來逃避死亡。我們其實可以暢談、討論死亡，而且不傷害彼此。」

他給了我一個微笑。

我的手錶顯示傍晚六點半。我對他說：「我們要走了。你還有什麼要對我們說的嗎？」

「謝謝你們。」

「也謝謝你。謝謝你讓我們和你這麼靠近。我們會陪你一同走完整個過程，好嗎？」

「好，謝謝你們。」

醫生對男孩說：「謝謝你。從你身上，我學習良多。謝謝你。」

護士和醫生與男孩握手道別後，我站起來對他說：「我要一個擁抱。」無法站起來的他躺在床上立即張開雙手。

我彎著身體張開雙手貼近他的身體，輕輕地在他耳旁重複兩次：「你好棒。謝謝你。」

他也重複兩次：「謝謝你，以量。」

我、醫生和護士在太陽下山時分離開他的家。在夕陽西下的這一刻，我用iPhone拍攝了我們三人同行的瘦長黑影。

兩個禮拜後，這位男孩離開人間。我出席他的葬禮，不禁掩面痛哭。我很惋惜這世上痛失了一位這麼優秀而細膩的中學生。

我一直記住他的一句話：「如果我真的去世，那就代表我的工作已經完成了。」

謝謝他告訴我，我們每一個人都有一份工作需要在人間完成。而我的工作就是把臨終關懷的愛和感動帶給大家。當我完成之後，我也可以安心地離開了。

我們不需要獨自面對失落，不需要故作堅強來逃避死亡。
我們其實可以暢談死亡、討論死亡，而且不傷害彼此。

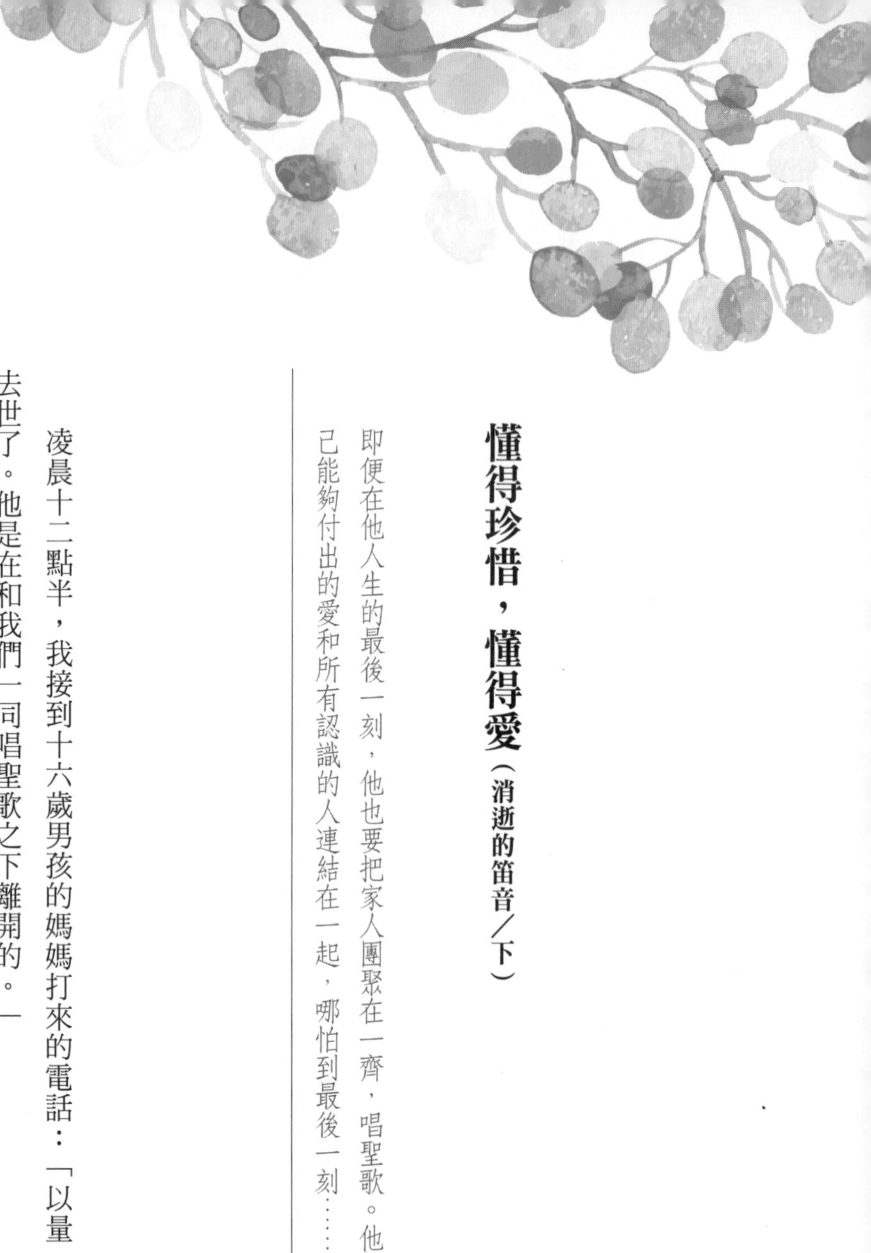

懂得珍惜，懂得愛（消逝的笛音／下）

即便在他人生的最後一刻，他也要把家人團聚在一齊，唱聖歌。他很想用盡自己能夠付出的愛和所有認識的人連結在一起，哪怕到最後一刻……

凌晨十二點半，我接到十六歲男孩的媽媽打來的電話：「以量，我的兒子剛剛去世了。他是在和我們一同唱聖歌之下離開的。」

這位患上末期鼻癌的男生，我陪伴他將近五個月。十六歲的他心靈非常細膩，常把感謝掛在嘴邊，長期躺在病床上的他卻很能忍痛，盡量不成為家人的負擔。爸爸、媽媽和弟弟在他整個患病的過程中，不遺餘力地為他提供最好的陪伴。

奔喪時分是一個大雨傾盆的傍晚，我的上班制服和鞋子都被雨水浸濕了；我的心情也一樣，被哀傷滲透了。

孩子，我深深以你為榮

殯儀館內擠滿了兩百位穿上校服的中學生。我沒有辦法走上前去和他的父母打招呼。唯有站在殯儀館外撐著雨傘，任由雨水滴答滴答地拍打。

哀悼儀式開始，神父邀請我們一同為亡者禱告。

男孩的父親拿著麥克風對大家說：「感謝所有前來的朋友、老師、長輩。我很榮幸我有一個這樣的孩子。我知道他被你們愛著。我相信他也知道你們都很愛他。他走了，他回到天國。我不傷心。我很榮幸我有他這樣的孩子。他會永遠在我心中。我也相信他會永遠在你們的心中。謝謝你們。」

疲憊的父親緩緩慢地說出一句又一句的心中話，每一句都感人肺腑，每一句都深深地打動我的內心深處。灼熱的眼淚在我的臉頰流下了。

爸爸把麥克風拿給媽媽，可是媽媽無法言語，掩面痛哭。

外頭的雨依然下得很大，打得館外的帆布篷啪啪作響。神父邀請所有出席者排列成隊，看男孩最後一面。

我隨著隊伍往前走。當我提起左腳踏進殯儀館時，我看到了棺木前男孩的遺照，想起我們當初的對談，我不禁又流下眼淚。

是的，他完成了人間的工作了。

愛與關懷，面對生死

我發現穿著校服的同學都在他的棺木旁繞得有點快。他們不是害怕靠近他，只是他們不熟悉死亡。其實棺木裡躺著的不是老人，也不是病人，而是死人。他們沒想到死亡原來可以和自己如此靠近。

我加快腳步，深怕脫隊。走到他的棺木旁，我看到他——依然很帥氣的他，穿上了西裝，閉上雙眼躺在棺木裡。

我想多逗留一陣，再看一看他，可惜被迫要跟上隊伍繞圈子。

我手裡拿著那溼答答的雨傘，心裡默念：「請你走好。我們再見了。」我看到男生的嘴角微微上揚。

他的媽媽和所有人一個接一個地握手、道謝。輪到我的時候，媽媽看著我不是說謝謝，而是一再重複地說：「以量，他是在和我們一同唱聖歌的時刻去世的。」

媽媽還告訴我：「他離開的時候，還說他會繼續好起來，不要為他傷心。是他主動要求我們一同唱聖歌的。」

他始終都不要父母擔心，我點頭。

瞻仰遺容之後，有些中學生陸續和家屬道別，離開殯儀館。有些中學生則不願離開，他們或把手附在棺木，或跪在棺木前，或站在棺木旁，讓不捨和悲傷透過一滴又一滴的眼淚流下。

明顯的，躺在棺木裡的他有著許多很有質感的友情，他在這世上留下了許多關愛，也留下了許多笑聲。

你的工作已完成

我再次走到他的棺木旁，安靜地站在左邊，給他一個微笑。他看起來很安詳。雙手戴上白色手套，西裝筆挺。我記得這一件西裝是我曾經在照片裡看他在樂隊裡演奏的那一套制服。

然後，我伸出右手，輕摸白色手套底下那一雙不冰冷、也不溫暖的雙手。我再次在心裡默念：「謝謝你。再見了。就像你所說的，當你的工作完成了，你就可以回到天國去了。」

我給十六歲就往生的男孩一個尊敬的鞠躬。不管旁人怎麼看我，我再次給他一個大幅度的鞠躬。感謝他成為我的病人，教導我如何以愛與關懷面對生死。

最後一刻，仍盡力去愛

轉身，他媽媽看著我。我再次和媽媽的雙手緊握。我問她：「還可以去拜訪你嗎？」

「可以，以量，你不完全認識他，你只認識生病的他。下次你來，我把他所有的照片都拿出來給你看。」

我點頭。

媽媽從口袋拿出一支手機：「這是他的手機，裡頭收藏著兩千多封簡訊。都是他的同學們在他生病的時候給他的祝福和加油。」

我從媽媽的眼神中，看到和爸爸同樣的眼神。他們夫妻倆很榮幸也很安慰擁有這樣的一個兒子。我和她再次握手：「謝謝你。我會再打電話給你。」

離開之前，我看到爸爸正忙著和校長、老師們說話。好幾位老師哭得眼睛都紅腫了，我不方便打擾。

家人的失落，需要被關注

我並沒有忘記他的弟弟，我試著從人群中找到他。

他由始至終拿著攝影機不斷地為哥哥的葬禮拍攝。那是他唯一在此時此刻可以為哥哥做的事情。將來的日子，他們倆已經無法互相幫助，哥哥也已經無法再教弟弟念書。

我走上前去，站在弟弟的面前問：「你好嗎？」

感覺他盡量壓抑內心的哀傷對我說：「好。」

說完之後，我看到他的眼眶有了淚水。他趕緊離開我，不願意站在我的面前。我心裡看得很清楚，弟弟失去哥哥的失落是我們往後需要關注的部分。

我踏出殯儀館，那雨聲還是不停地滴答滴答作響。

我認識的這位男孩，他心裡有許多的愛。他愛他的父母、弟弟、朋友和老師。

即便在他人生的最後一刻，他也要把家人團聚在一起，唱聖歌。他很想用盡自己能夠付出的愛和所有認識的人連結在一起，哪怕到最後一刻。

他的人生不遺憾，因為他懂得珍惜、懂得愛。

那一張笑靨

只要她睜開眼睛，她會自然地給予我們每一個人很真誠的笑容，就這麼簡單地微笑著……

那一天，我和安寧病房主任及其他同仁一起查房。這裡有十多張病床。踏進其中一間病房，我們拜訪一位女病人。女病人很年輕，未滿三十七歲，育有一男一女。

病床旁，她的父母都在旁邊陪伴著她。

主任問她：「有什麼事情我們還可以幫得上忙的嗎？」

她給主任一個微笑，然後搖搖頭。

豁達面對，捐贈大體

主任站在她的面前，對著我們說：「這是一個年輕病人。我們很欽佩她願意捐贈大體。」

主任轉身對女病人說：「我謹代表安寧病房全體同仁感謝你，感謝你這麼勇敢地面對死亡。感謝你捐贈大體。感謝你。感謝你。」

皮膚和臉色都已經轉黃的女病人睜開眼睛，給主任一個微笑。我沒有辦法忘記這一張微笑的臉。

眼前這一位女病人，腹部已經腫脹，皮膚已經轉黃，很有可能剩下不到四十八個小時的壽命。

我相信她自己也非常清楚自己即將離開人間。我在她的笑容裡，看到無畏，也看到豁達。

她那笑容，讓父母安靜地坐下來陪著她，讓我們全體同仁（大約有八位）安靜地站在床邊看著她。

而我流下了眼淚，安靜地躲在人群背後。

戴著口罩的我，不斷試著去抹掉鏡片後的眼淚。對我而言，這樣的笑容，是一種安靜接納死亡的體現。

主任看到我的淚，主動劃破沉默對病人說：「你看你的笑容，彷彿就在告訴我們你是人間菩薩，教導我們如何去生活，教導我們如何去面對死亡。臨床經驗上，我們很少看到這樣的笑容。」

我拚命點頭。

提供臨終關懷這麼多年，鮮少看過這樣的笑顏。其他病人頂多也只是安靜點頭，偶爾露出一點笑容，而不是像這張這麼大幅度、露出牙齒的微笑。這一張笑靨，真的很美！

揮揮衣袖，含笑離開

主任也稍微和病人的父母對談了一番。從中，我得知她的姐姐曾捐出腎臟給她，可是還是無法改變死亡的結果。

她的家人無微不至地照顧著她，一家六口，心連心，陌生人如我在現場都能夠感受得到。

女病人因為很累，基本上已經無法言語，也稍微昏沉。可是只要她睜開眼睛，她會自然地給予我們每一個人很真誠的笑容，就這麼簡單地微笑著……

這笑容，突然提醒我，這不就是我一直在追求的死亡畫面嗎？

我曾經在自己的日記裡這樣寫著：

在校園演講時，一位高中生問我一個問題：「你目睹了這麼多末期病人離開人間，那你面對自己死亡的時候，會想要做些什麼？」

站在台上的我，拿著麥克風對著他微笑，甚至還笑出聲音來，足足長達十秒。那些笑聲，導致全場兩、三百位高中生和老師也不由自主地陪我一起笑了。

然後，我對台下那位學生說：「我正在做的，就是我在死亡的時候也想做到的。那就是微笑至少十秒。然後繼續痛下去。不過至少我要微笑十秒。」

我終於真正明白為何那天我如此感動。

感謝這位女病人用她的微笑來為我示範何謂「那十秒鐘的笑容」。而不像我，全是空談。做起來，談何容易?!

感謝她用生命來顯示這珍貴的一刻，讓我參考。我非常珍惜地想用這篇文字來紀念這一個片段。

她雖然年輕，可我已從她身上得到許多啟發。她那瞬間照耀的光亮，讓我感動異常。

謝謝你，女病人。你那一剎那為我們送上的微笑，將會留在我心中很久很久。

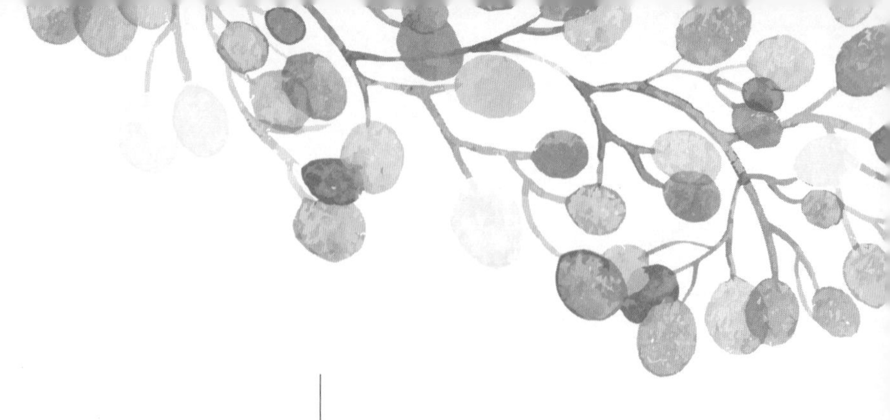

我們的苦，算得了什麼？

他更看不到屋子裡其實已經髒得有好幾隻小老鼠在偷吃他買了許多天而擱置在大廳角落那變成黑色的麵包了……

無法聽、看，只靠觸覺

我和護士兩人一同做家訪。這是一個沒有家屬的獨居老人，因為末期疾病，導致他既聾又盲。

他無法看到我們，又擔心我們抵達他家時，他會聽不到，也看不到，因此唯有老早就蹲在家門口等待我們的到來。

當我們伸出手，透過門窗輕拍他的手時，他大聲地說：「是不是醫生？是醫生的話，拍打我的手。不是的話，搖搖手。」

還未等我搖手，他就已經開鎖、開門，讓我們進來。我一面搖他的手，一面喊話：「我們是社工和護士！」

他聽不清楚，心裡很焦慮。擔心開錯門，讓不懷好意的人走進來。他拚了命跳了起來，再次質問我們是不是醫生。

我的護士吩咐我拍打他的手，假裝我們是醫生。他方才安穩下來，立刻坐到床上，把上衣脫去，讓我們檢查身體。

我們看到他身上的腫瘤大到近乎一顆排球。

他看不到，也聽不到。雖然他可以表達，可是他無法得知我們的回應，所以只能靠觸摸來辨識答案。

拍肩膀代表「是」，搖搖手代表「不是」。

我們就一直用這樣的方式來與他交流。

我們的苦，微不足道

我稍微環顧了四周的環境，那是一個盲人的家。只有他自己知道事物是如何擺放的。

家裡安置了不少拉緊在空中的麻繩，從他的床頭延伸到家裡各個角落，他是靠著拉這些精細不一的麻繩來辨識他要去的空間的。顯然，我們不能隨意幫忙他整理。

家中地上已經呈黑色。廁所和廚房骯髒的程度，他完全看不到。他更看不到屋子裡其實已經髒得有好幾隻小老鼠在偷吃他買了許多天而擱置在大廳角落那變成黑色的麵包了。這些骯髒，不是他不想解決，而是他沒有這份能力去做。

女護士非常有創意，她拿出厚紙板弄成一個大圓錐體，用較尖的一端貼在他的耳朵上，向他喊話。好不容易，他聽到了一些我們的對話，我們三人歡呼起來！

我們談了三件事情。

第一、每隔三天，我們必須幫助他換藥，我們的社工和護士會輪流來看他。第二、我們要拿他的鑰匙去多打一把。那麼，他就不需要蹲在門口等我們了，他爽快地答應了，也很信任我們。第三、希望他可以讓我們帶義工們來替他打掃。他也很爽快，不斷地感謝我們。

握住他的手

我出去打另一副鑰匙。回來時，護士已經完成他的身體檢查，正坐在那兒寫報告。

為了讓他的心情更安穩，護士寫報告的全程，我都握住他的手。

我們都不再說話，因為我們已經花了許多時間和他交流，也交代了三件很重要的事。

我只是很單純地握住他的手，看著他。心裡告訴自己：「不要可憐他。他展現的笑容告訴我們他不乞求憐憫。」可是我察覺我的心裡頭很酸，酸得我可以感覺那一份酸澀在侵蝕心靈。

離開之前，他堅持站起來，摸著麻繩送我們到門口，不斷地鞠躬、道謝。道謝了，再道謝。完全不吝嗇地給予我們幅度很大的笑容。

我的護士看到這兒，已經忍不住，眼淚不斷地流下。

和護士離開男病人的住處後，站在馬路旁等候計程車時，我倆都摘下眼鏡，哭了。

護士對我說：「我們覺得自己很苦。什麼才叫真正的苦，我們沒有嘗過。」

我不回應，只是點頭，眼淚依然不停地流下。我知道痛苦不能拿來做比較，可是我的苦，在他的苦的面前，算得了什麼？

我們倆紅著眼睛，一同站在大街旁，攔計程車，往下一個家訪前去。

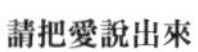

請把愛說出來

透過手掌的撫摸、眼淚的流通、心語的交流，我看到他們這一家人密不可分地連結在一起……

一名三十五歲的男病人，剛結婚不久，他和太太、父母及單身的妹妹一同居住。三月份被診斷患上末期肝癌；五月中的這一天，男病人躺在家裡的病床上奄奄一息。四位家人無微不至地照顧他的生理需求，可是不曉得如何照顧他的心理需求。

第一次家訪時，病人的家人主動要求：「請你去看一看他。我們不知道要跟他說些什麼？」

病人的爸爸告訴我：「他不愛說話。」

媽媽說：「他什麼也不說。」

妹妹說：「他不喜歡說話。」

妻子告訴我：「他是一個話少的男人。」

年輕病發，措手不及

踏進主臥室，看了看躺在病床上的病人，我和醫生可以看出他的壽命最多只有四十八個小時了。他正面對死神的威脅。他很疲憊，也無力，我們完全沒有對談的機會。天不時，地不利，人不和。

能夠侵入年輕人身軀的癌細胞，絕大部分是強而有力的。多次陪伴年輕病患的臨床經驗告訴我：他們的患癌過程都是短促的、嚴重的。時間不等我們去準備、去談論死亡、去珍惜生命，所以我們常要和時間賽跑。

沒有人知道他要什麼，也沒有人問出什麼，他就是一直躺在床上。這是一個話少的男人，或許這就是大部分男人生病的緣故之一。不哭泣、不表達脆弱、不顯露負面情緒，男人總是不斷不斷地把苦澀往肚裡頭吞。

我只能和他那年邁的父親、還有疲憊的妹妹在大廳裡聊聊，他的母親和妻子則在主臥室照顧他。

爸爸說：「這一切來得太突然了。」

我問爸爸和妹妹：「如果可以的話，你們最想對他說些什麼？」

爸爸說：「我想對他說，不要擔心。不要擔心我們。我們會好好照顧自己。」

妹妹哭了。除了太太，妹妹也是照顧者。她說：「我想要告訴他，我們都愛他。」

再次走入主臥室，看著躺在病床上的他呼吸緩慢，閉上眼睛，處於不清醒狀態，我只好離開他的家。

告別之前，說心底話

第二天，我、醫生和護士再次拜訪病人和他的家人。男病人清醒地躺著，家屬們騰出空間和時間，讓我們醫療團隊可以和病人說說話。

我對他說：「有一些問題，想要問你，可以嗎？」

「可以。」他吐出來的口氣帶著異常難聞的味道。可是，由於他聲量太小了，沒辦法之下，我還是要靠近他。

我繼續說：「可能這些問題，你會不舒服。可能這些問題，從來都沒有人問過你。現在，只有我們醫療工作人員，就是醫生、護士還有我這位社工在房間裡。你的家人都在大廳等我們。」

他回答：「我會盡量回答。」

他的雙眼已經開始有點往上吊，他盡量讓自己保持清醒。

「對於你的病況，你感覺是好起來，還是慢慢地衰退？」

「慢慢地衰退。」

我複述：「你感覺到身體慢慢地衰退。」

他點頭。

「謝謝你如此誠實地告訴我們。我想問的第二個問題是：如果身體不斷地衰退下去，你有沒有想過要在哪裡被照顧？」

「家裡。」

「好。你希望能夠在家裡被照顧。」

他小聲地告訴我他希望當天晚上就能夠去世，因為那痛和累，讓他覺得自己是一個負擔。

我轉告他，其實前一天他的父母和妹妹要對他說的一些話。他聽到這兒，也說他要和他們對話。

男人難人，表達困難

得到他的允許，我邀請坐在客廳等候的家屬進來主人房。爸爸、媽媽、太太、妹妹，他生命中四個最重要的親屬，都在他的身邊。

可是沉默良久，他依然一句話也說不出。

一個話少的男人，要他說出生命中重要的話語，一點也不容易。沉默的重量甚至讓大家都無法負荷。之後，他吩咐大家離開他的房間。四位家人再次離開。他們要求醫生和護士也在外頭等待。他們希望病人只對我說，因為他們覺得病人願意對我說。

我說：「我有一個建議，我們讓護士在外面等，不過我需要醫生在旁。如果他有任何關於醫療上的困惑，醫生可以第一時間幫助我們回答他，好嗎？」

家人同意也允許之後，我和醫生再次走進去，和男病人對談。

我劃破沉默：「謝謝你剛才鼓起勇氣想要和家人說話。從你剛才的沉默裡，我知道這對你很難。要怎麼說、要說什麼、要從哪裡說，都是很難的事情。其實如果你不想說，或者說不出來，都是OK的。」

他搖頭：「不是。我想說。只是需要再想一想。」

我幾乎再次把左耳貼近他的嘴巴，希望聽清楚他說的內容。

我建議：「不如，我們兩個人再商量一下。有哪一些部分不想說，哪一些部分想說的，好嗎？」

我很小心翼翼地詢問他每一道問題。

一個話少的男人給我如此大的信任，對我說了很多。他也問醫生還剩下多少壽命。他問醫生接下來會發生什麼事情。當他直接從醫生口中知道了真實狀況之後，他哭了。

我叮嚀他記得要深呼吸。這個深呼吸，他沒辦法做，因為他已經沒有太大的力氣。我和醫生唯有安靜地陪伴他，讓他繼續哭。

一個話少的男人，並不代表他沒有話要說，也不代表他沒有眼淚要流。

作為一個男人，我和他、以及大部分的男人都被社會化了。我們以為多話的男人太聒噪、以為多淚的男人太脆弱。這導致我們許多男人都被不合理的概念給扭曲了真實的生命。為了要討喜、耍帥、要保持形象，大部分的男人選擇了不多話、不多淚。

因此，在最重要關鍵的時刻，當他想要說話或流淚時，竟不知道要如何啟動內心的引擎了。

我眼前的這位男病人，難得他願意在我和醫生面前說這麼多。看著他流個不停的眼淚，我無意要幫助他抹拭，反而希望他的眼淚能繼續流淌，他知道他的眼淚和言語都有我們的陪伴。

等他情緒稍微安穩之後，我說：「謝謝你這麼有勇氣問這個問題。我知道你有把醫生的話語聽進去。我們剩下的一點點時間，你想不想直接對他們說出你心中的話？還是你希望我們幫你傳話？」

我把選擇權交還給他。我們和他一同準備好三個句子，送給四位家人。

當他整理好了，我再次走出房外。

愛是三句話，三個願望

走出大廳，家屬都在等待我們的答覆。妹妹第一句話就問我：「他是不是說了很多？」

我點頭：「是的，他說了很多很重要的話。他準備好現在說給你們聽。」

我再次邀請所有家人進房間去。爸爸、媽媽站在病床右邊，而太太、妹妹則站在病床左邊。

站在床頭的我對大家說：「剛才我們的Patrick對我和醫生說了一些話。他也問了我和醫生一些問題。他現在決定要說一些話給你們聽。」

我再次鼓勵男病人：「Patrick，你可以趁這個機會和大家說說話。說出你心裡面想要說的話。你可以嘗試，不要擔心。你看看他們的眼神，他們也準備好了。」

他望著大家，用盡力氣，一句一句地道出他心中的話。他當下的聲量不需要大家把耳朵靠在他嘴邊傾聽。

在很緩慢的狀態下，他完成了送給家人的三句話。

第一句話，他說：「我愛你們。」

妹妹哭了、爸爸哭了，一旁的護士也哭了。

太太握住他的手，不斷地安撫他。

一個話少的人，句句話都如此振聾發聵。

我在旁就像是一個搭線的人：「是的。他們都聽到你說的話。你做得很好。」

第二句話，他說：「不管我以後在哪裡，我很珍惜你們。」

他沒有哭，說出第二句話時語氣平靜。說完後，他望著太太。太太不斷地點頭回應：「我們也很愛你，我們也會很珍惜你。」

第三句話，他說：「我很抱歉。我不想要這樣。我對不起。我知道我是唯一的兒子，對不起。對不起。」

這一句話，他看著白髮蒼蒼的爸爸說。

他本來想要在今年生一個孩子。當他放下工作，減輕負擔時，卻生病了。他對爸爸說出他的愧疚。

爸爸拍拍他的手：「這不是你的錯。我們知道。」這一句話，爸爸說了兩次。說完，忍不住掩面痛哭。

這一段對話，過去大家都隱忍很久，不曾說過，因為它太痛了。然而，愈痛的話語，愈要跨過去。

因為，唯有把痛攤開來，關愛和平靜才能走進來。

媽媽在旁支援爸爸。兩老準備要失去自己的兒子，心裡很難過。

而站在旁邊目睹一切的我，很欣賞男病人當下的勇氣。他說的話，句句簡短，句句有重量。

當話說開之後，他彷彿還有很多話要說，我在一旁鼓勵他們繼續對話。

他對大家說：「我有三個願望。」

第一個：「我希望自己能夠安心地走，讓我安心地走。我希望能夠在家裡去世。我昏迷的時候，不要送我進醫院，不要搶救我。請讓我走。」

第二個：「我希望我的家人和我的四個好朋友，繼續擁有好好的生命，好好地活著。不要為我傷心。」

第三個：「我希望我的去世不要再驚動其他普通朋友，不要讓他們知道我去世。」

他問他們：「能夠答應我嗎？」

我看到他們一家五口的手緊緊地握在一起。每個家人都承諾他們會完成他的願望。話語裡充滿關愛。

透過手掌的撫摸、眼淚的流通、心語的交流，我看到他們這一家人密不可分地連結在一起。

我的工作完成了。

流動著的愛

我完全可以感受到愛的氛圍已經在他們這五人當中流動。我已經不需要再做什麼，我只祈求他們各自繼續有更深的連接。

鬆了一口氣的我看著醫生、護士。他們拍拍我的肩膀。

「解決了，以量。」醫生輕輕地在我耳邊說。

我們醫療團隊三人安靜地站在周邊，看著他們五人不斷地表達關心。在死亡面前，這一家人的親情濃厚到了頂點。

完成工作之後，我放下了自己的「專業我」，允許自己碰觸「真實我」。看到這個畫面，我安靜地哭了，用手不斷地抹去自己的眼淚，也允許自己的眼淚繼續流淌。

在死亡面前，我們都不希望自己的摯愛離開。一個都不希望他們離開。可是，我們還是得要接受。

事後，我握住病人的手：「謝謝你，Patrick。我很欣賞你。謝謝你。」男病人看著我，他的臉頰呈現放鬆和紅潤的狀態。他微笑地看著我：「謝謝你。」他的雙手稍微用力地按了一下我的雙手，以示他由衷的謝意。

我們向大家道別、說謝謝。病人的爸爸堅持送我們下樓，並為我們攔計程車。

傍晚六點半，我們坐上計程車，回辦公室。醫生對我說：「今天我們總共花了五個小時，只為了一個家訪。」

紅著鼻子的我看著窗外的晚霞說：「值得的。」

隔天一早，我收到病人太太寄來的簡訊，男病人在凌晨六點離開人間。

簡訊裡頭寫得很清楚：「我們的心情很平靜。沒有哭。很安靜地送他離開，因為他把所有事情都交代好了。」

善終是可行的。它並非是一個知易行難的概念。但願在生死教育裡，我們大家能一同朝著這個方向行走。

大樹的生死

你可能會問自己：到底什麼是好的？什麼才是壞的？然而，實情是：都沒有了……

那是在慈懷病院的一個下午。窗外先是陽光普照，後來轉成了小雨灑進窗內，到最後窗外一片滂沱大雨了！

我站起來，把窗戶關上。

對著躺在病床上的臨終老人，我說：「不知不覺，我們談了兩個小時多。我也要下班了。感謝你，告訴我這麼多關於你的事情。我很感動。」

他說：「這就是我的人生。現在來到這個階段。」

人生如戲，本含悲喜

我走回他床邊的椅子上，稍微整理了今天和他的對談。

我對老人說：「你的人生，就像一棵大樹。曾經這棵大樹滿是葉子、花朵，還有果實。曾經這棵大樹被害蟲侵蝕，也被大風刮歪。不過，這棵大樹依然活到年老。現在，它的葉子一片一片地掉落了，花朵也一朵一朵地凋謝了。就連果實，也完全沒有了。這棵大樹經歷了這麼多，也準備要離開這個世間了。看到這棵大樹的時候，你有什麼話要對它說的嗎？」

他同意地不斷點頭，想了一想，然後對我說：「你有聽過蔡琴的一首歌嗎？」

他哼著：「人生就是戲，演不完的戲。有的時候悲，有的時候喜……」

我聽過這首歌，也隨他一同哼起那首旋律。

他說：「人生就是戲。今天你做主角，明天你做配角，後天你做綠葉，大後天，你什麼也不是。」

我明白他的意思。我點頭。

他對我微笑了。一個憂鬱眼神伴隨著一個放開的微笑，老人看著我，我看著老人。他當下的真實表情彷彿在告訴我：「生命同時含雜了悲傷和歡笑。這就是人生。」

我離開前，老人對我說：「我知道這是我們最後一次的對話。謝謝你陪我，聽我說這麼多。謝謝你。」

我不反對，也不反駁，我也認同老人所說的：「不客氣。如果這一次是我們最後一次的對話，請允許我給你一個鞠躬，讓我對你的生命故事致上一個尊敬的鞠躬。」

當我站起來給老先生一個鞠躬的時候，老先生微笑合十。的確是在那個大後天，老人安詳地去世了……

看見．看開．看破

倘若生命是一棵大樹，你的生命是逐漸落葉，或是累積果實？我想兩者同時發生，會比較接近我們這個世界的實相吧！當我們看到落葉飄零的時候，心裡焦慮。當我們看到果實纍纍的時候，心裡高興。焦慮和高興是可以同時存在的。好的和壞的也都是可以同時存在的。只看我們從哪一個角度選擇詮釋自己的生死。

你可以只看好的，或者只看壞的，或者看好的同時也看壞的，都可以。

或者什麼都不看，也可以。

到最後，你可能會問自己：到底什麼是好的？什麼才是壞的？

然而，實情是：都沒有了。

沒有了好、也沒有了壞，唯一剩下的是：

一棵大樹倒了……

故事說完了。謝謝。

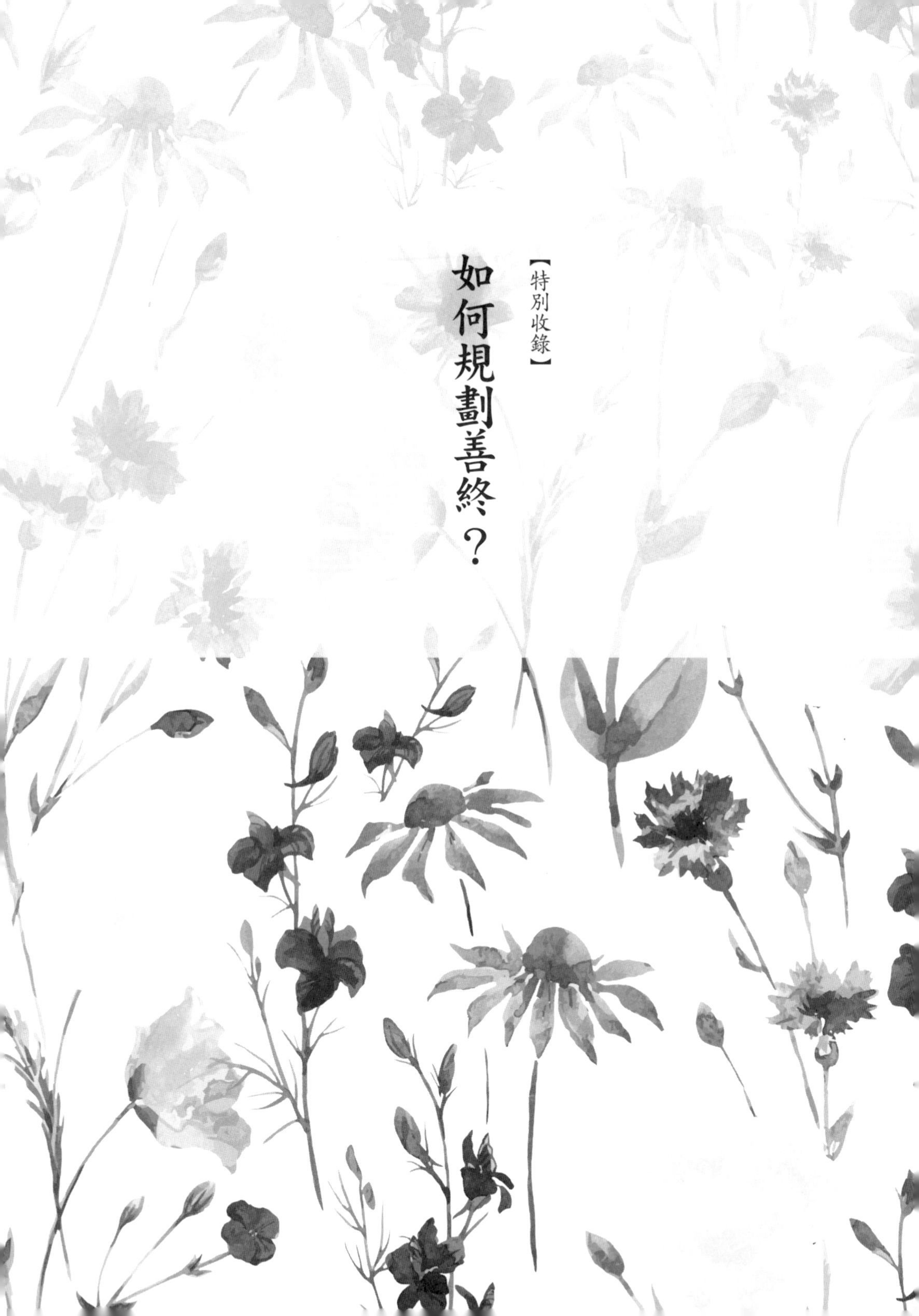

【特別收錄】

如何規劃善終？

我人生的最後一個夢想是得到善終。我常問病人和學生：「如果你只剩下三個月壽命，你將如何安排生死？」

總結大家給我的答案，可歸納為三個部分：臨終的照顧、葬禮的計劃、死後的遺願。

在臨終關懷的服務道路上，我發現只有少數的病人可以完成所有規劃，主要原因是他們沒有足夠的體力去完成。能夠完成一些自己認為重要的部分，已經很棒了。

如果善終能夠為我們的關係帶來善別、為活下來的親友帶來善生，一切的規劃便是值得的。這也是為何我常鼓勵大家要嚴謹看待如何規劃善終的原因。

在規劃善終方面，以下三十道問題是我常會詢問病人和學生的。如果你在閱讀時，心裡感到不舒服，建議你先跳過此篇文章。他日需要時，再重讀即可。如果你覺得本篇內容對其他親友有幫助，也請你借此引導他們來閱讀。

臨終的照顧

1. 我是否要知道有關疾病及壽命的預測？如果我想知道，我希望是誰來告訴我？如果我不想知道，那該讓誰來代替我知道病情？

2. 我是否要和醫生獨自討論病情？或者只讓親友和醫生討論病情？還是我們一同和醫生討論病情？（知道病情和討論病情是不同的兩回事。討論病情常會牽涉財務、治療、照料的課題。有些醫療團隊會提供家庭會議，即由醫生、護士和社工來主持會議，讓病人及其家屬一同來商量決策。）

3. 當病情已到了末期，我要接受緊急救治，還是接受安寧緩和治療？（「緊急救治」就是「我選擇接受比較侵入性的治療來延長我的生命，而「安寧緩和治療」則是

「我選擇不施行心肺復甦術，同時在安寧護理和減緩疼痛的治療之下，讓生命自然結束」。）

4. 如果我無法吞食，我是否要插鼻胃管來進食？（清醒的我可以嘗試和醫生溝通。如果感到不舒服，可以吩咐醫生拿掉鼻胃管。只怕我昏迷時，無法為自己做決定，因此我最好先讓代言人知道我的意願。）

5. 如果昏迷的我無法自行決定任何安排的話，我要誰來做我的發言人及決策者？（最好的做法是你的照顧者也是你的發言人和決策者。如果發言人、決策者和照顧者是三個不同的人，那會較易出現大家有不同意見的狀況。）

6. 當我臥躺在病床，需要被照顧時，我希望在哪裡被照顧？醫院？療養院？還是自己的家？

7. 當我被醫生告知只有幾天壽命時，我想在哪裡去世？醫院？療養院？還是自己的家？（被照顧和去世的地方可以是不一樣的答案。不同的病人有不同的需求。有些人想要在醫院被照顧，卻希望躺在自己的床上離世。有些人想要在家裡被照顧，卻想在臨終前的那幾天由醫生、護士全程照顧。）

8. 在我人生最後的日子裡，我希望哪些親友可以陪伴在我身旁？也希望哪些親友不要出現？（有些病人不希望一些親友看到他臨終衰老的樣子，所以會婉拒親友的探訪，好在大家的腦海中對他留下一個健康的印象。）

9. 當我臨終時，我希望得到的護理是……？（請具體說出自己對護理的要求。譬如：每天身體接受清理至少一次、頭髮和指甲要定期修剪、每天要化妝、希望手腳每天都被按摩一次、口乾時用少許溫水滋潤、大小便之後要換尿布、每隔兩個小時，身體背部就會被翻轉到另一邊，以免皮膚紅腫、感染等等。）

10. 當我臨終時，我希望得到的關懷是……？（請具體說出自己對關懷的要求。譬如：有人在日間／夜間陪伴我、無論我是否有反應，都有人與我聊天、說出你心中對我的不捨、拜訪時請送我一朵鮮花等等。）

葬禮的計劃

你可以為自己預先計劃葬禮的安排，並向家人和朋友表達自己的意願，以減輕他們的負擔與猜測，減少衝突的發生。

11. 我要葬禮的宗教儀式是佛教？道教？基督教？天主教？回教？猶太教？或無宗教儀式？葬禮要在哪裡進行？

12. 我要的棺木是西式，還是中式的？我的壽衣是哪一套？我是否想要有任何的陪葬品？

13. 我要或不要哪位親友出席我的葬禮？（請寫在文件裡，列出親友的姓名、關係及聯絡號碼，以及說明為何指定不要某親友出席葬禮。）

14. 有關葬禮的佈置，我要哪一張照片成為遺照？我喜歡哪一種花？我接受或不接受親友送的花圈及花圈？（有些病人希望親友把送花的錢轉成慈善用途。）

15. 有關親友給的奠儀，該如何處理？用來作為葬禮費用的資助？還是捐給相關慈善機構？

16. 我可以讓人瞻仰我的遺容嗎？如果可以，有沒有特地指定的時間？（建議可以在安葬之前、進行告別奠禮等等。請注意：不是每個人都希望讓任何人瞻仰遺容，要謹慎處理。）

17. 哪一些親友是致悼詞的人選？（在還沒有去世前，請邀請他們在葬禮致悼詞，那會是一個又一個很感人的親密對話。）

18. 如果我有一份致謝詞和告別詞，我會請誰來念出？或我是否會請別人事先錄音或錄影？

19. 我希望親友獻唱或播放的歌曲有哪些？我有哪些喜愛的聖經或佛經經文、詩詞歌賦等，希望是哪些親友為我誦讀？

20. 我要如何被安葬？如果是土葬，我想要我的遺體被葬在哪個墓園？如果是火葬，我的骨灰想要被安放在哪個骨灰堂？如果是海葬或樹葬，我的骨灰想要被撒在哪裡？如已經做出安排，文件現放在哪裡？

死後的遺願

死亡結束的只是生命，而非關係。即使我已經去世，親友仍會懷念我，或重溫過往美好以及珍貴的時刻。我希望我留下來的愛足夠讓親友們繼續活著，也希望我的精神能夠透過親友延續下去。

21. 我要對哪些親友說感謝的話？

22. 我要對哪些親友說寬恕的話？（我原諒你；請你原諒我。）
23. 我要對哪些親友說關愛的話？
24. 我要對哪些親友說告別的話？
25. 有哪些親友會因為我的離去而陷入憂鬱？我要留下什麼支援或安慰的話讓他們活下去？
26. 我的人生裡有什麼是想要被親友傳承下去的？（如人生哲學、個人修養、生活態度、面對逆境的能力、面對衝突的能力等等。）
27. 我希望親友如何記得我？（如把我的微笑放在你的心裡、把我的照片放在你的錢包裡、難過的時候寫信給我、逢年過節祭拜我、記住我是一個熱愛生命的人。）
28. 我怎麼分配有紀念價值的物品給我的親友？
29. 我已寫好遺囑？已告知我的受益人我存放遺囑的地點？
30. 請告訴親友我人生的一句座右銘。我是否要把它寫在墓碑上？

請把這三個部分的答案存放好。如果你願意的話，不妨花一些時間用筆寫下來，甚至可以錄音，好讓決策者或代言人跟隨你的意願去落實善終規劃。

讓離去的人得到善終、讓彼此的關係得到善別、讓活著的人得到善生。這是我們人生的最後一個夢想。

國家圖書館預行編目資料

最好的告別：善終，讓彼此只有愛，沒有遺憾／馮以量著. --初版. --台北市：寶瓶文化, 2015. 07
面； 公分. --（Restart；5）
ISBN 978-986-406-019-1（平裝）
1. 安寧照護 2. 生命終期照護 3. 通俗作品
419. 825　　104010998

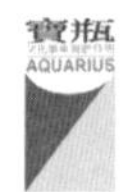

Restart 005

最好的告別——善終，讓彼此只有愛，沒有遺憾

作者／馮以量（安寧療護推動工作者）

發行人／張寶琴
社長兼總編輯／朱亞君
副總編輯／張純玲
主編／丁慧瑋　編輯／林婕伃
美術主編／林慧雯
校對／張純玲・劉素芬・陳佩伶
營銷部主任／林歆婕　業務專員／林裕翔　企劃專員／李祉萱
財務／莊玉萍
出版者／寶瓶文化事業股份有限公司
地址／台北市110信義區基隆路一段180號8樓
電話／(02) 27494988　傳真／(02) 27495072
郵政劃撥／19446403　寶瓶文化事業股份有限公司
印刷廠／世和印製企業有限公司
總經銷／大和書報圖書股份有限公司　電話／(02) 89902588
地址／新北市新莊區五工五路2號　傳真／(02) 22997900
E-mail／aquarius@udngroup.com
版權所有・翻印必究
法律顧問／理律法律事務所陳長文律師、蔣大中律師
如有破損或裝訂錯誤，請寄回本公司更換
著作完成日期／二〇一二年
初版一刷日期／二〇一五年七月三日
初版五刷日期／二〇二四年三月二十五日
ISBN／978-986-406-019-1
定價／二八〇元
Copyright©2015 by Fong Yee Leong
Published by Aquarius Publishing Co., Ltd.
All Rights Reserved
Printed in Taiwan.

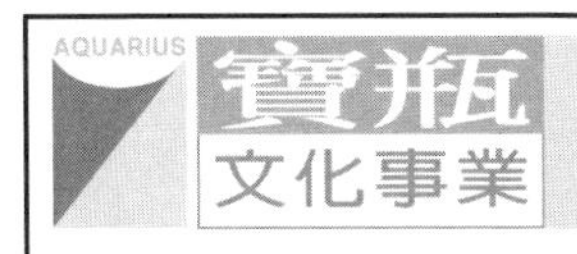

愛書人卡

感謝您熱心的為我們填寫，
對您的意見，我們會認真的加以參考，
希望寶瓶文化推出的每一本書，都能得到您的肯定與永遠的支持。

系列：Restart 005　**書名：最好的告別——善終，讓彼此只有愛，沒有遺憾**

1. 姓名：__________　性別：□男　□女
2. 生日：____年____月____日
3. 教育程度：□大學以上　□大學　□專科　□高中、高職　□高中職以下
4. 職業：__________
5. 聯絡地址：______________________________

   聯絡電話：__________　手機：__________
6. E-mail信箱：____________________

   □同意　□不同意　免費獲得寶瓶文化叢書訊息
7. 購買日期：____ 年 ____ 月 ____日
8. 您得知本書的管道：□報紙／雜誌　□電視／電台　□親友介紹　□逛書店　□網路

   □傳單／海報　□廣告　□其他
9. 您在哪裡買到本書：□書店，店名__________　□劃撥　□現場活動　□贈書

   □網路購書，網站名稱：__________　□其他__________
10. 對本書的建議：（請填代號　1. 滿意　2. 尚可　3. 再改進，請提供意見）

    內容：__________

    封面：__________

    編排：__________

    其他：__________

    綜合意見：______________________________
11. 希望我們未來出版哪一類的書籍：____________________

讓文字與書寫的聲音大鳴大放

寶瓶文化事業股份有限公司

（請沿此虛線剪下）

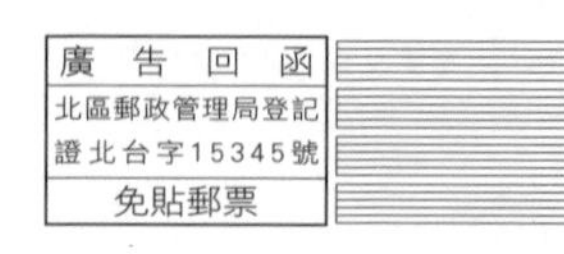

寶瓶文化事業股份有限公司 收
110台北市信義區基隆路一段180號8樓
8F,180 KEELUNG RD.,SEC.1,
TAIPEI.(110)TAIWAN R.O.C.

（請沿虛線對折後寄回，或傳真至02-27495072。謝謝）